Symeon Seth

Das A und O vom Essen und Trinken

Symeon Seth

Das A und O vom Essen und Trinken

Zweisprachige Ausgabe
von Kai Brodersen

marixverlag

Inhaltsübersicht

Einführung

»Der Weg zur Gesundheit führt durch die Küche«

»Der Weg zur Gesundheit führt durch die Küche und nicht durch die Apotheke.« Diese Auffassung wird vielfach dem Pfarrer und Naturheilkundler Sebastian Anton Kneipp (1821–1897) zugeschrieben, ist aber viel älter. Vor fast 1000 Jahren etwa schrieb der gelehrte Symeon Seth für den byzantinischen Kaiser Michael VII. eine Zusammenstellung von Lebens- und Genussmitteln, die grob alphabetisch von Alpha bis Omega sortiert ist – also ein *A und O vom Essen und Trinken*. Ziel des Autors ist es dabei, zu erklären, wie man durch richtige Ernährung bei guter Gesundheit bleibt.

Das Werk bietet nicht nur Hinweise, die heute noch zumindest teilweise nützlich sind, sondern vor allem einen faszinierenden Einblick in die Alltagswelt in Byzanz: Es geht um Brot und Butter, Wasser und Wein, Essig und Öl, Milch und Honig, Salz und Pfeffer, Äpfel und Birnen, Fisch und Fleisch, aber auch um Hummer und Kaviar und um Moschus und Haschisch. Der Autor stellt jedes Lebensmittel vor und erklärt seine nützlichen oder aber schädlichen Wirkungen auf den menschlichen Körper.

Welche antiken Lebens- und Genussmittel kannte man also vor einem Jahrtausend in Byzanz, welche neuen waren aus Arabien und Indien dazugekommen? Und was hat man überhaupt gegessen, was getrunken? Welche Wirkung schrieb man Erbsen, Krabben, Möhren, Rettich und Safran zu (sie galten alle als aphrodisierend), welche hingegen Kohl, Petersilie und Zickleinfleisch (sie wirkten angeblich alle gegen Trunkenheit)? Der vorliegende Band erschließt diesen Text nun erstmals in einer zweisprachigen Ausgabe für eine heutige Leserschaft.

Symeon Seth: Leben

In der zweiten Hälfte des 11. Jahrhunderts herrschten in Konstantinopel (Byzanz, heute Istanbul) – um nur die wichtigsten Kaiser zu nennen – 1059–1067 Konstantin X. Dukas, 1067–1078 Michael VII. Dukas und dann 1081–1118 Alexios I. Komnenos. In diese Zeit fällt das Wirken des Symeon Seth.

Über seine Biographie sind wir, da von ihm – im Unterschied zu anderen zeitgenössischen Autoren – keine Briefe überliefert sind, fast nur durch seine Werke informiert, die dank späterer Abschriften erhalten geblieben sind. Darin wird er meist als ein aus Antiocheia (heute Antakya) stammender Gelehrter genannt und mit den Titeln *magistros* (Lehrer) und *vestes* (einem niedrig-rangigen Hoftitel) bezeichnet.

Anna Komnene, die Tochter von Kaiser Alexios I., beschreibt in ihrem Geschichtswerk *Alexias* die politische und militärische Geschichte des Byzantinischen Reiches von den ersten Erfolgen ihres Vaters unter Michael VII. bis zu seinem Tod. Sie erwähnt Symeon als einen *mathematikos*, der anhand astrologischer Kenntnisse den Tod des Robert Guiscard 1085 auf den Tag genau korrekt vorhergesagt habe (*Alexias* 6,7,1 und 4).

Später scheint Symeon Seth am Hof zumindest zeitweise in Ungnade gefallen zu sein und in Rhaidestos (Bisanthe, heute Tekirdağ) am Marmarameer gewohnt zu haben. Jedenfalls erwähnt das *Typikon* (die Klosterregel) des dortigen Pantokrator-Klosters von 1136 ein »Haus des Seth«. Keines der erhaltenen Werke und auch sonst kein Zeugnis legen hingegen nahe, dass Symeon Seth Arzt war, wie dies oft zu lesen und auch in Lexika eingegangen ist. Auch die häufig wiederholte Angabe, Symeon Seth sei Jude gewesen, findet in den erhaltenen Belegen keinen Anhalt.

Symeon Seth war also ein aus Antiocheia stammender Gelehrter des späteren 11. Jahrhunderts, der am byzantinischen Hof unter Michael VII. und Alexios I. eine eher bescheidene Karriere machte und wegen seiner astronomischen (und da-

mit auch astrologischen) Kenntnisse geschätzt wurde, dann aber zumindest zeitweise in Ungnade fiel.

Symeon Seth: Werke

Später aber war Symeon Seth vor allem durch drei Schriften bekannt, die häufig abgeschrieben und erweitert wurden: sein *Fabelbuch*, seine *Naturkunde (Synopsis ton physikon)*und seine *Ernährungskunde*; letztere wird im vorliegenden Band präsentiert.

Das *Fabelbuch*, das den Titel *Stephanites und Ichnelates* trägt, schuf Symeon Seth auf Geheiß des Kaisers Alexios I. (s. o. S. 8) und machte damit ein aus dem »Orient« stammendes Werk in griechischer Übersetzung zugänglich. Zwei Tiere, Kalila (griechisch Stephanites) und Dimna (Ichnelates), zeigen hier in mehrfach verschachtelten Tierfabeln Wege zu einem gelingenden Miteinander auf. Wie andere spätere Versionen geht auch die des Symeon Seth letztlich auf eine eine alte, einem Bidpai zugeschriebene Version des indischen *Pañkatantra* zurück. Diese wurde im 6. Jahrhundert in das Mittelpersische, daraus in das Syrische und in der Mitte des 8. Jahrhunderts unter dem Titel *Kalīla wa-Dimna* (»Kalila und Dimna«) in das Arabische übertragen.

In dieser Fassung wurde das Fabelbuch bald in der ganzen islamischen Welt und von dort aus auch im nichtislamischen Europa verbreitet. Ins Griechische wurde *Kalīla wa-Dimna* (mindestens) zweimal übersetzt: Eine erste Teilübersetzung findet sich nur im *Codex Pierpont Morgan* 397 aus dem 10./11. Jahrhundert, der aus dem Kloster Grottaferrata bei Rom stammt und heute in New York bewahrt wird; eine zweite und umfassendere Übersetzung, eben die des Symeon Seth, wurde hingegen vielfach abgeschrieben und auch umgearbeitet; sie fand durch Abschriften (der Buchdruck war ja noch nicht erfunden) rasch weite Verbreitung: Die aktuelle Datenbank *Pinakes* verzeichnet über 40 erhaltene mittel-

alterliche Kopien, also weit mehr als von den meisten Werken anderer nicht-theologischer griechischer Autoren.

Das *Fabelbuch* wurde bald auch ins Hebräische, Altspanische und Lateinische übersetzt und so im gesamten Mittelmeerraum und im westlichen Europa rezipiert. In der um 1480 von Anton von Pforr (†1483) erarbeiteten Übersetzung ins Deutsche (*Bůch der byspel der alten wysen*) war es bis in die frühe Neuzeit vielgelesen. So ist das von Symeon Seth ins Griechische übersetzte *Fabelbuch* wie sonst vielleicht nur *Tausendundeine Nacht* »diejenige orientalische Erzählsammlung, die auf Europa den größten Einfluss hatte« (Grotzfeld u. a. 1993, 888).

Zugeschrieben werden dem Symeon Seth ferner zwei kurze *Kapitel über Geruch, Geschmack- und Tastsinn*, die sich freilich als Auszug aus seiner *Naturkunde* (77–82) erweisen (s. u.). In einer einzigen Abschrift überliefert ist sodann eine Gegenrede (*Antirrhetikos*) gegen Galenos, in der sich Symeon Seth mit Positionen des großen Mediziners Galenos von Pergamon (2./3. Jh. n. Chr.) kritisch auseinandersetzt.

Von den Werken des Symeon Seth erhalten sind außerdem eine kurze Schrift *Über den Nutzen der Himmelskörper*, die dem Symeon Seth zumindest zugeschrieben ist, und eine sicher von ihm stammende *Naturkunde* in fünf Büchern. Deren erstes Buch behandelt die Weltall und Erde, das zweite die Elemente, Wind und Wetter, das dritte Sonne, Mond und Sterne, das vierte Materie, Form, Natur und Seele (Sinneswahrnehmung) und das fünfte schließlich die letzte Ursache und die göttliche Vorsehung. Damit eröffnet die *Naturkunde* einen umfassenden Blick auf Weltall, Erde, Mensch und Gott – kein Wunder, dass es (laut der schon genannten Datenbank *Pinakes*) sogar mehr als 80 erhaltene Abschriften gibt, die davon zeugen, wie weit dieses Werk verbreitet war.

In seiner *Naturkunde* (44) erwähnt Symeon Seth übrigens eine Sonnenfinsternis, die man mit eineM anderweitig für den 23. Februar 1058 oder den 15. Februar 1059 bezeugten Himmelsereignis gleichsetzen kann. So ist eine

recht gute Datierung des Werks und damit auch seines Autors möglich.

Das A und O vom Essen und Trinken

Neben dem *Fabelbuch* und der *Naturkundlichen Zusammenschau* war, wie schon gesagt, die *Ernährungskunde* mit dem Titel »Sammlung in alphabetischer Reihenfolge über Eigenschaften von Lebensmitteln« ein sehr erfolgreiches Werk des Symeon Seth. Es ist Kaiser Michael VII. Dukas (s. o. S. 8) gewidmet und vielleicht eine Überarbeitung älterer Werke, namentlich des Aëtios von Amida (6. Jh. n. Chr.) und des Michael Psellos (11. Jh. n. Chr.). Dem Vorwort zufolge stellt der Autor aus griechischen, arabischen und indischen Quellen Nahrungs- und Genussmittel sowie deren Wirkung auf den Körper vor; insgesamt bietet das Werk über 150 Kapitel.

Symeon Seth bietet dabei vor allem praktische Hinweise. Dass er sich aber auch der theoretischen Grundlagen bewusst war oder sie zumindest seinen Vorlagen entnahm, ist freilich deutlich; so zitiert er – ob direkt oder indirekt, können wir nicht wissen – den bedeutendsten Arzt der Antike, den griechischen Mediziner Hippokrates von Kos (5./4. Jh. v. Chr., 24 und 115), außerdem dessen Zeitgenossen, den griechischen Naturphilosophen Demokritos von Abdera (88), den griechischen Arzt Pedanios Dioskurides (1. Jh. n. Chr., 98 und 117), dessen Schrift *Über Arzneistoffe* eine Quelle für spätere Arbeiten zur Pharmakologie war, und häufiger den einflussreichen griechisch-römischen Arzt Galenos von Pergamon (2. Jh. n. Chr.; s. o. S. 10), dessen Werke von Symeon Seth ganz offenkundig herangezogen wurden. Ja, Galenos' Werk *Über Mischungsverhältnis und Eigenschaft einfacher Medikamente in 11 Büchern* (meist bekannt unter seinem latinisierten Titel *De simplicium medicamentorum temperamentis et facultatibus libri XI*) war wohl eine der Hauptvorlagen des Symeon Seth für seine *Ernährungskunde*.

Ferner nennt Symeon Seth den griechischen Autor von medizinischen Sammelwerken Oreibasios (4. Jh. n. Chr.; 117), den spätantiken Philosophen Proklos (5. Jh. n Chr.; 150), einen sonst unbekannten Constans, den er als »Römer« bezeichnet (106) und einen sonst ebenso unbekannten Rufus (124).

Grundlage der auch bei Symeon Seth vorausgesetzten medizinischen Theorie ist die antike Säftelehre. Den vier Elementen Luft, Feuer, Erde und Wasser entsprechen dabei die vier Körpersäfte (griechisch *chymos*, »Saft«) Blut, gelbe Galle, schwarze Galle und Schleim (*phlegma*); bis in den heutigen Sprachgebrauch haben sich etwa Beschreibungen von Menschen als Melancholiker (von *melas*, »schwarz«, und *chole*, »Galle«) oder als Phlegmatiker gehalten. Ein gutes Mischungsverhältnis (griechisch *krasis*, lateinisch *temperamentum*, daher unser Begriff »Temperament«) dieser Körpersäfte ist gesund, ein schlechtes hingegen verursacht Krankheiten. Entsprechend können Lebens- und Genussmittel als *eu-chymos*, »gut-saftig«, also gute Körpersäfte hervorbringend, geschildert werden – oder aber als *kako-chymos*, »schlecht-saftig«, schlechte Säfte bringend.

Man unterscheidet zudem bei Speisen und Getränken die vier Primärqualitäten warm, kalt, trocken und feucht, die in unterschiedlichen Graden beschrieben werden, vom 1. bis zum 4. Grad. Nach dem bereits von dem griechischen Arzt Hippokrates (s. o. S. 11) aufgestellten Prinzip, dass Gegensätzliches mit Gegensätzlichem geheilt wird (so das spätere lateinische Motto *contraria contrariis curantur*), kommen Heilmittel, die warm, kalt, trocken oder feucht sind, die also erwärmen, kühlen, trocknen oder aber befeuchten können, bei denjenigen Krankheiten zur Anwendung, bei denen eine übermäßige bzw. zu geringe Ausprägung dieser vier Primärqualitäten als krankheitsverursachend angesehen wird. Je nach Schwere der Krankheit kann man dann Lebensmittel mit dem entsprechenden Grad einsetzen.

Auch weitere Eigenschaften von Lebensmitteln, etwa ihr Anteil an Schlacke (Exkrementen) und ihre dicke oder dünne

Konsistenz, werden so im Sinne einer Anwendung von *contraria contrariis* beschrieben.

In der *Ernährungskunde* des Symeon Seth haben in mehr als der Hälfte der Fälle die Angaben zu den Eigenschaften von einfachen Wirkstoffen in der griechischen medizinischen und pharmakologischen Literatur keine Entsprechungen. In den meisten dieser Fälle kann man aber entsprechende Aussagen bei arabischen Ärzten finden, deren Werke der Autor also benutzt haben wird. Symeon Seth hat ganz offenbar sowohl griechische als auch arabische Vorlagen ausgewertet. Wie in seinem *Fabelbuch* erweist sich Symeon Seth somit auch im vorliegenden Werk als bedeutender Vermittler zwischen der arabischen und der byzantinisch-europäischen Welt.

Zu dieser Ausgabe

Das *A und O vom Essen und Trinken* wurde nach seiner Entstehung sehr häufig abgeschrieben (die schon genannte Datenbank *Pinakes* verzeichnet die große Zahl von 87 erhaltenen mittelalterlichen Kopien in fast allen großen Bibliotheken Europas) und dabei – wie bei Arbeiten dieser Art üblich – immer wieder einmal erweitert. Die letzte Edition des Werks hat 1868 Bernhard Langkavel (1825–1902) vorgelegt, der als Lehrer am Friedrichswerderschen Gymnasium in Berlin arbeitete und auch Forschungen zur Klassischen Philologie und zur Naturkunde publizierte. Mit Langkavels Ausgabe setzte sich erst 45 Jahre später, 1913, Georg Helmreich (1849–1921) sehr kritisch auseinander; er war Lehrer am Gymnasium Carolinum in Ansbach und veröffentlichte ebenfalls Forschungen zur griechischen Philologie sowie zur Medizingeschichte.

Der Lesetext unserer Ausgabe gibt den von Langkavel erarbeiteten Text unter Einbezug der Korrekturen Helmreichs wieder; Abweichungen von Langkavel sind im Anhang zu diesem Buch (S. 199–202) verzeichnet. Wie Helmreich schon vor mehr als einem Jahrhundert betont hat, bleibt eine mo-

derne kritische Edition, zu der die vorliegende zweisprachige Präsentation ermutigen möchte, eine Aufgabe der künftigen Forschung.

Unsere Ausgabe möchte einer heutigen Leserschaft einen faszinierenden Text erstmals zweisprachig vorstellen, der zeigt, wie man schon vor einem Jahrtausend die Auffassung begründete, dass – und wie – der Weg zur Gesundheit durch die Küche führt.

Für die engagierte verlegerische Betreuung danke ich Lothar Wekel, dessen *Verlagshaus Römerweg* die ideale Heimat für das Buch ist. Für das freundliche Lektorat danke ich Aline Wollmer sowie für das Mitlesen der Korrekturen Lena Baulig, Saskia Thomas und meiner lieben Frau Christiane.

Gewidmet ist der Band unserem Enkel Anton (*2020), mit dem ich während der Arbeit am Buch das A und O vom Essen und Trinken auch ganz praktisch in der Küche neu entdecken durfte.

Universität Erfurt, im Mai 2022 Kai Brodersen

Symeon Seth

Das A und O vom Essen und Trinken

griechisch und deutsch

Σύνταγμα κατὰ στοιχεῖον
περὶ τροφῶν δυνάμεων
συγγραφὲν παρὰ Σιμεῶνος μαγίστρου Ἀντιοχένου τοῦ Σηθί,
καὶ δοθὲν Μιχαήλῳ τῷ βασιλεῖ

Προοίμιον
περὶ τροφῶν δυνάμεων
κατὰ στοιχεῖον

Πολλῶν καὶ λογίων, ὦ μέγιστε βασιλεῦ, οὐχ Ἑλλήνων μόνον, ἀλλὰ καὶ Περσῶν καὶ Ἀγαρηνῶν καὶ Ἰνδῶν περὶ τροφῶν δυνάμεων συγγραψαμένων, καὶ ἐπί τινων μὲν πόρρω τοῦ δέοντος τὸν λόγον προσαγόντων, ἔνια δὲ ἢ πάντως ἀμνημόνευτα καταλιπόντων ἢ μνήμης ἀμυδρᾶς ἀξιωσάντων, δεῖν ᾠήθην ἐξ ἁπάντων τὰ κάλλιστα καὶ τὰ τῆς ἀληθείας ἐχόμενα ἐρανίσασθαι, ἀναγκαίας οὔσης τῆς τοιαύτης πραγματείας, ὡς τὰ μέγιστα πρὸς τὴν τῆς ὑγείας συντήρησιν συντελούσης, ἧς οὐδὲν τῶν βιωτικῶν τιμιώτερον.

ἐπεὶ δέ τινας τῶν τροφῶν ἄλλως μὲν ἡ κοινὴ ὀνομάζει συνήθεια, ἄλλως δὲ ἡ τῶν παλαιῶν ἰατρῶν, τοῖς κοινοτέροις καὶ γνωριμωτέροις τῶν ὀνομάτων χρήσομαι διὰ τὸ πᾶσι δῆλα τυγχάνειν. προσπλέξω δὲ τῷ λόγῳ καὶ τὰ περὶ τῶν συνήθων ἀρτυμάτων τε καὶ ἀρωμάτων καὶ τῶν γνωρίμων πομάτων.

Eine Sammlung in alphabetischer Reihenfolge über Eigenschaften von Lebensmitteln, verfasst von Symeon Seth, Lehrer aus Antiocheia, und dem Kaiser Michael gewidmet

Vorwort über Eigenschaften von Lebensmitteln in alphabetischer Reihenfolge

Viele Gelehrte, o größter Kaiser, nicht nur unter Griechen, sondern auch unter Persern, Arabern und Indern, haben über Eigenschaften von Lebensmitteln geschrieben. Einige von ihnen sind in ihrer Darstellung dabei weiter als nötig gegangen, haben aber bestimmte Fragen entweder ganz vergessen und übergangen oder sie als unbedeutend erachtet. Ich hingegen habe es als notwendig angesehen, aus allem die besten und der Wahrheit nächsten Informationen zu suchen, denn eine Beschäftigung dieser Art ist notwendig, weil sie auf das Größte für die Bewahrung der Gesundheit zielt – etwas Wertvolleres gibt es für das Leben nicht!

Da aber einige Lebensmittel nach der üblichen Gewohnheit auf eine Weise bezeichnet werden, von den antiken Ärzten aber auf eine andere, werde ich die gebräuchlichsten und bekanntesten Namen verwenden, damit sie von allen klar verstanden werden. Auch werde ich in dem Werk alles hinzufügen, was die gewöhnlichen Zubereitungen und Gewürze und auch die bekanntesten Getränke betrifft.

Ἀρχὴ τοῦ α

Περὶ ἄρτων

Ἡ ἐκ τῶν ἄρτων τροφὴ διαφέρει τετραχῶς παρά τε τὴν τούτων ὕλην, ἤτοι τὸν σῖτον, καὶ τὴν τούτων ἐργασίαν καὶ τὸ πῦρ, ἐν ᾧ ἕψονται· πρὸς δὲ καὶ παρὰ τὴν τούτων χρῆσιν.

καὶ παρὰ μὲν τὴν ὕλην, ὅτι κρείττονες οἱ ἄρτοι οἱ ἐκ τοῦ σίτου, πυκνὴν καὶ πεπλημένην ἔχοντες τὴν οὐσίαν, ὡς μόλις ὑπὸ τῶν ὀδόντων διαιρεῖσθαι. πλείστην γὰρ οὗτοι τροφὴν διδόασιν. κρείττονές εἰσι δὲ καὶ τῇ χροίᾳ τῶν ἄλλων οἱ ξανθότεροι. ἐναντίοι δὲ τούτοις εἰσὶν οἱ ῥᾳδίως μὲν ὑπὸ τῶν ὀδόντων θραυόμενοι, μετὰ δὲ τὴν θραῦσιν ἀρεοὶ καὶ χαῦνοι φαινόμενοι.

παρὰ δὲ τὴν ἐργασίαν, ὅτι ὁ μάλα ἐζυμωμένος καὶ τεθλιμμένος ἄρτος εὔπεπτος· καὶ ὁ συμμέτρως μετέχων τῶν ἁλῶν λυσιτελέστερος, καὶ μάλιστα ὁ ἐν κλιβάνῳ εἰργασμένος.

παρὰ δὲ τὸ πῦρ, ὅτι τὸ πλεῖον τοῦ δέοντος πυρὸς εὐθὺς ἐν τῇ πρώτῃ προσβολῇ τὴν ἐκτὸς ἐπιφάνειαν ὀστρακοῖ. καὶ συμβαίνει κατ' ἄμφω, μοχθηρὸν γίνεσθαι τὸν ἄρτον, ὠμὸν μὲν καὶ ἀκατέργαστον ἔχοντα τὸ ἔνδον, ὑπερωπτημένον δὲ καὶ ξηρὸν τὸ ἔξω. τὸ δὲ ἔλαττον τοῦ συμμέτρου πυρὸς οὐ κατεργάζεται καλῶς τὸν ἄρτον, ἀλλ' ὠμότερον ἀπολείπει καὶ μάλιστα τὸ ἔνδον. ὅσοι δὲ τῶν ἄλλων ἄρτων ἐν συμμέτρῳ πυρὶ πλείονι χρόνῳ δι' ὅλων ἑαυτῶν ὁμαλῶς ὀπτηθῶσιν, οὗτοι καὶ πέπτονται κατὰ τὴν γαστέρα κάλλιστα καὶ πρὸς τὰς λοιπὰς ἐργασίας ἐπιτηδειότεροι γίνονται.

παρὰ δὲ τὴν τούτων χρῆσιν διαφέρουσιν, ὅτι οἱ μὲν θερμοὶ ἄρτοι εὔπεπτοί εἰσιν καὶ πολύτροφοι, βραδυπόροι δέ, οἱ δὲ κατ' αὐτὴν τὴν ἡμέραν τῆς ἑψήσεως μετὰ τὸ ψυχθῆ-

Beginn des Alpha

(1) Brote

Die Ernährung(skunde), die von Broten (handelt), unterscheidet diese auf vier Arten: nach der Substanz, aus der sie bestehen, also nach dem Getreide, nach ihrer Zubereitung, nach dem Feuer, mit dem sie gebacken werden, und schließlich auch nach ihrer Verwendung.

Zur Substanz (besagt sie), dass diejenigen Brote die besten sind, die aus Weizen bestehen und in ihrer Konsistenz so dicht und kompakt sind, dass man sie kaum mit den Zähnen zerteilen kann; sie sind daher sehr nahrhaft. Die besten sind die von gelber Farbe; ihnen entgegengesetzt (von minderer Qualität) sind diejenigen, die man leicht mit den Zähnen zerlegen kann und die nach dem Zerbrechen porös und schwammig erscheinen.

Zur Zubereitung von Brot (besagt sie), dass das richtig fermentierte und geknetete Brot gut verdaulich ist und dass das ausgewogen gesalzene Brot dabei vorteilhafter ist, besonders wenn es in der Backform (*klibanos*) gebacken wird.

Zum Feuer (besagt sie), dass, wenn das Feuer stärker ist, als es zunächst sein sollte, die Brote eine äußere Kruste wie eine Schale haben; dann kommt es aber dazu, dass das Brot mangelhaft ist, da es innen roh und in schlechtem Zustand ist, während es außen zu sehr gebacken und trocken ist. Wenn das Feuer hingegen weniger heiß als ausgewogen ist, dann wird das Brot nicht gut zubereitet, sondern bleibt recht roh, insbesondere im Inneren. Was die anderen Brote betrifft, sind diejenigen, die bei ausgewogenem Feuer und für längere Zeit gleichmäßig auf allen Seiten gebacken werden, diejenigen, die der Darm sehr gut verdaut und die für die anderen natürlichen Funktionen am besten geeignet sind.

Zur Verwendung (besagt sie), dass warme Brote gut verdaulich und sehr nahrhaft sind und den Darm langsam passieren, dass aber Brote, die am Tag des Backens nach dem

ναι ἐσθιόμενοι οὐ πάνυ ἐπαινετοί, οἱ δὲ μεθ' ἡμέραν ἢ δύο προσφερόμενοι εὔπεπτοι καὶ εὐδιάλυτοι, οἱ δὲ μετὰ πλείστας ἡμέρας μεταλαμβανόμενοι οὐκ εὔχρηστοι.

κάλλιστοι μὲν οὖν εἰσι τῶν λοιπῶν ἄρτων οἱ κλιβανίται καθ' ὃν εἴρηται τρόπον ὠπτημένοι καὶ παρεσκευασμένοι, ἐφεξῆς δὲ οἱ φουρνῖται. διὰ δὲ τὸ μὴ ὁμοίως ὠπτῆσθαι κατὰ βάθος τοῖς κλιβανίταις ἀπολείπονται.

ὅσον δέ ἐστι καθαρὸς ὁ ἄρτος, τοσοῦτον καὶ χρηστότερον αἷμα ἀπογεννᾷ καὶ τροφιμώτερος πέφυκεν. οἱ δὲ ῥυπαροὶ ἄρτοι καὶ κύβαροι ὀνομαζόμενοι ὀλιγότροφοί εἰσι καὶ ταχέως ὑπέρχονται διὰ τὴν ῥυπτικὴν τῶν πιτύρων δύναμιν πρὸς ἔκκρισιν ἐρεθιζομένων τῶν ἐντέρων.

μεταξὺ δὲ τῶν καθαρωτάτων τε καὶ ῥυπαρωτάτων οὐκ ὀλίγον ἐστὶ πλάτος ἐν τῷ μᾶλλόν τε καὶ ἧττον. τινὲς δὲ τῶν ἰατρῶν ἀποτρέπουσι τὴν χρῆσιν τοῦ σεμιδαλίτου ἄρτου ἐπὶ τῶν ἐμφραττομένων ταχέως τὸ ἧπαρ καὶ τὸν σπλῆνα καὶ τῶν ἀρθριτικῶν καὶ τῶν λιθιώντων, δι' ἣν ἔχει ἡ σεμίδαλις γλισχρότητα.

Περὶ ἀρνῶν

Τὰ τῶν ἀρνῶν κρέατα συμμέτρως μέν ἐστι θερμά, περιττωματικὴν δὲ ἔχει ὑγρότητα, καὶ διὰ τοῦτο βλάπτει μὲν τοὺς ὑγροτέραν ἔχοντας τὴν κρᾶσιν, λυσιτελεῖ δὲ τοῖς ξηροτέροις σώμασι.

καὶ ὅσον ἐστὶ νεαρώτερον τὸ ἀρνίον, τοσοῦτον καὶ ὑγρότερόν ἐστι καὶ εὐπεπτότερον, καὶ ὅσον μεῖζον, τοσοῦτον καὶ δυσπεπτότερον καὶ ἧττον ὑγρόν· τὸ αὐτὸ δὲ καὶ ἐπὶ τῶν λοιπῶν ζῴων. ἀεὶ γὰρ τὰ νεαρώτερα τῶν μειζόνων ὑγρότερα.

Abkühlen gegessen werden, nicht sehr empfehlenswert sind. Brote, die nach ein oder zwei Tagen gegessen werden, sind gut verdaulich und werden gut ausgeschieden; Brote aber, die erst nach mehreren Tagen gegessen werden, sind nicht mehr gut verwendbar.

Die besten Brote sind diejenigen, die man als Backformbrote (*klibanitai*) bezeichnet, entsprechend der Art, wie sie gebacken und hergestellt werden. Die nächstbesten Brote sind die (gewöhnlichen) Ofenbrote (*phournitai*); da sie nicht gleichmäßig in der Tiefe und an der Oberfläche gebacken werden, sind sie den Backformbroten unterlegen.

Je reiner aber ein Brot ist, desto nützlicheres Blut bringt es hervor und desto nahrhafter ist es von Natur aus. Die groben Brote, die man auch *kybaroi* nennt, sind nicht sehr nahrhaft und werden schnell wieder ausgeschieden, da die Kleie aufgrund ihrer reinigenden Wirkung den Darm dazu bringt, sie loszuwerden.

Zwischen sehr reinem und sehr grobem Brot ist die Distanz beim Mehr oder Weniger nicht gering. Manche Ärzte raten denjenigen von Brot aus Feinmehl (*semidalis*, daher »Semmel«) ab, die rasch zu Leber- und Milzverstopfungen neigen oder die Arthritiker oder an Steinen Leidende sind, und zwar wegen der Klebrigkeit, die das Feinmehl hat.

(2) Lämmer

Das Fleisch der Lämmer ist ausgewogen warm, hat aber schlackige Feuchtigkeit. Deshalb schadet es denjenigen, die eine feuchtere Körpersäfte-Mischung haben, ist aber nützlich für trockenere Körper.

Je jünger das Lamm ist, desto feuchter und desto leichter zu verdauen ist es. Je größer es ist, desto schlechter verdaulich und desto weniger feucht ist es. Dasselbe gilt auch für die übrigen Tiere: Immer sind nämlich diejenigen, die jünger sind, feuchter als die größeren.

Περὶ ἀμυγδάλων

Τὰ ἀμύγδαλα σύμμετρά ἐστι τῇ θερμότητι καὶ τρόφιμα ἱκανῶς. μετέχει δὲ λεπτυντικῆς τε καὶ τμητικῆς δυνάμεως, δι' ἣν σπλάγχνων καὶ θώρακός εἰσι καθαρτικά. ἔστι δὲ δύσπεπτα.

τὰ δὲ πικρὰ θερμότερά εἰσι καὶ λεπτομερέστερα καὶ τμητικώτερα. ἀποφράττει γὰρ διὰ τὴν λεπτομέρειαν τὰς ἐν τῷ ἥπατι καὶ τῷ σπληνὶ ἐμφράξεις καὶ τοὺς ἐν τοῖς νεφροῖς καὶ τῇ κύστει λίθους θρύπτει.

λέγεται δὲ καί, ὡς εἴ τις ἀμυγδάλοις νῆστις χρήσεται, μέθης αὐτῷ ἐν ἐκείνῃ τῇ ἡμέρᾳ γίνονται ἀποφρακτικά.

τὸ δὲ ἀμυγδαλέλαιον σύμμετρόν ἐστι τῇ θερμότητι καὶ τῶν ἐν τῷ ἥπατι ἐμφράξεων ἀποτρεπτικὸν καὶ λυσιτελὲς τῷ πνεύμονι καὶ τῷ θώρακι.

τῶν δὲ πικρῶν ἀμυγδάλων τὸ ἔλαιόν ἐστι ἀποφρακτικώτερον τῶν γλυκέων καὶ διουρητικώτερον, καὶ θρυπτικὸν ἁπασῶν λίθων, τῶν τε νεφρῶν καὶ τῆς κύστεως καὶ τῶν καταμηνιῶν ἀγωγόν.

Περὶ ἀπίων

Τὰ ἄπια ψυχρά ἐστι κατὰ τὴν πρώτην ἀπόστασιν, ξηρὰ δὲ κατὰ τὴν δευτέραν. καὶ εἴπερ γλυκύτερά εἰσι καὶ πέπειρα, μετέχουσί τινος θερμότητος. σύνθετα δέ εἰσιν ἐκ γλυκείας καὶ στυφώδους ποιότητος, τινὰ δὲ καὶ ὀξώδους.

ἐπέχουσι δὲ τὴν γαστέρα πρὸ τῆς τροφῆς, καὶ μάλιστα τὰ στυφώδη. συνεχέστερον δὲ καὶ κατακόρως ἐσθιόμενα κωλικὰς ἐργάζονται διαθέσεις. λυσιτελοῦσι δὲ κοιλίαις θερμαῖς.

οἱ δὲ ἐν αὐτοῖς κόκκοι ἰδιότητί τινι τοῖς ἐν τῷ πνεύμονι λυσιτελεῖς εἰσι πάθεσι. βλάπτουσι δὲ τοὺς νεφρούς.

(3) Mandeln

Die Mandeln sind ausgewogen in der Wärme und ausreichend nahrhaft. Sie haben eine ausdünnende und schneidende Wirkung, durch die sie die Eingeweide und den Oberkörper reinigen. Sie sind aber schwer verdaulich.

Die bitteren (Mandeln) sind wärmer, von feinerer Konsistenz und schneidender. Sie lösen wegen ihrer feinen Konsistenz die Verstopfungen in der Leber und der Milz auf und zerbrechen die Steine in den Nieren und der Blase.

Man sagt, dass Mandeln, wenn jemand sie auf nüchternen Magen isst, für ihn an jenem Tag zu Auflösemitteln gegen Trunkenheit werden.

Mandelöl ist ausgewogen in der Wärme, ein Abwendemittel für die Verstopfungen der Leber und nützlich für die Lunge und den Oberkörper.

Das Öl der bitteren Mandeln hat eine stärker auflösende Wirkung als das der süßen Mandeln, ist harntreibender und löst alle Steine auf, sowohl die der Nieren als auch die der Blase, und bringt den Menstruationsfluss hervor.

(4) Birnen

Die Birnen sind kalt im ersten Grad und trocken im zweiten. Wenn sie recht süß und reif sind, haben sie Anteil an einer gewissen Wärme. Sie sind zusammengesetzt aus süßer und herber Qualität, manche sind auch säuerlich.

Wenn sie vor einer Mahlzeit gegessen werden, halten sie den Darm fest (verhindern also Durchfall), am meisten die herben. Wenn sie aber kontinuierlicher und in großen Mengen gegessen werden, verursachen sie Koliken. Sie sind nützlich bei warmen Gedärmen.

Die Kerne in ihnen sind aufgrund einer gewissen Eigenheit für die Leiden in der Lunge nützlich. Sie schaden aber den Nieren.

Περὶ ἀγγουρίων

Τὰ ἀγγούρια, ἃ πρὶν καὶ σικύα ἐλέγοντο, ψυχρά εἰσι καὶ ὑγρὰ κατὰ τὴν δευτέραν ἀπόστασιν, ψυχρᾶς δὲ καὶ ὑγρᾶς κράσεως πάνυ βλαπτικὰ καὶ κακόχυμα.

δεῖ δὲ ἐξ αὐτῶν ἐπιλέγεσθαι τὰ μικρά. διουρητικά τ' ἐστὶ καὶ ἐν τοῖς ὀξέσι χρώμενα πυρετοῖς εὐκρατοτέραν ποιεῖ τὴν θερμότητα καὶ μάλιστα ἐμβραχέντα. ἡ δὲ τούτων συνεχὴς χρῆσις ἐλαττοῖ τὴν γονὴν καὶ τὴν ἐπὶ τὰ ἀφροδίσια ἐκκόπτει ὁρμήν.

τὸ δὲ τούτων σπέρμα ξηρανθὲν προσκτᾶταί τινα θερμότητα καὶ τὴν ἐναντίαν ἐργάζεται ἐν τοῖς τοιούτοις ἐνέργειαν καὶ διουρητικώτερον γίνεται.

Περὶ ἀμανιτῶν

Οἱ ἀμανῖται ψυχροί εἰσι καὶ ὑγροὶ κατὰ τὴν δευτέραν ἀπόστασιν. ἀπογεννῶσι γλισχρὸν χυμὸν καὶ ψυχρόν, εἰσὶ δὲ δύσπεπτοι. ἔνιοι δὲ καὶ δηλητηριώδεις τυγχάνουσι καὶ κυνάγχας ἰδιότητί τινι ποιοῦσι καὶ συνάγχας ἀνυπερθέτως. δεῖ δὲ τούτους ἐσθίειν ἠρτυμένους δριμυτάτοις καὶ θερμοτάτοις ἀρτύμασιν ἢ συνεψεῖν τούτοις ἀπίδια. τετήρηται γὰρ ἀκριβῶς ὡς τῆς ἐκ τῶν ἀμανιτῶν βλαβῆς εἰσι ἀποτρέπτικα συνεψόμενα τούτοις.

χειμῶνι δὲ τούτοις χρηστέον μᾶλλον ἢ θέρει διὰ τὸ θερμὰς τὰς κοιλίας εἶναι καὶ μακροτάτους τοὺς ὕπνους. μὴ γὰρ καλῶς πεφθέντες ἐμφράξεις ἔν τε τῷ ἥπατι καὶ τῷ σπληνὶ ἐργάζονται.

εἰ δέ πω συμβῇ τύχῃ τινὶ ἐναντία μεταλαβεῖν δηλητηριώδεις ἀμανίτας, εὐθὺς πινέτω μέλι μετὰ χλιαροῦ ὕδατος καὶ νίτρου ὀλίγου καὶ ἰαθήσεται.

(5) Gurken (*anguria*; s. auch 139 *tetrangura*)

Die Gurken, die man früher auch *sikya* genannt hat, sind kalt und feucht im zweiten Grad. Für eine kalte und feuchte Körpersäfte-Mischung sind sie daher sehr schädlich und schlechtsaftig.

Man muss die kleinen von ihnen auswählen. Sie sind harntreibend und senken, wenn sie bei heißem Fieber eingesetzt werden, die Hitze mit großem Erfolg, besonders wenn sie eingeweicht sind. Der kontinuierliche Gebrauch von ihnen verringert aber das Sperma und hält das sexuelle Verlangen an.

Ihr Samen gewinnt, wenn er getrocknet wird, eine gewisse Wärme, hat die entgegengesetzte Wirkung zu der von jenen (frischen Samen) und wird harntreibender.

(6) Erdschwämme (Pilze; s. auch 140 Trüffel)

Die Erdschwämme sind kalt und feucht im zweiten Grad. Sie bilden einen klebrigen und kalten Saft und sind schwer zu verdauen. Einige von ihnen sind giftig und haben die einzigartige Eigenschaft, Halsbräune (Diphtherie) und Erstickungsanfälle hervorzurufen. Daher ist es ratsam, sie nur zubereitet zu essen, und selbst dann nur mit den schärfsten und durchdringendsten Gewürzen, oder sie mit Birnen zu kochen; es wurde nämlich genau beobachtet, dass diese die natürliche Schädlichkeit der Erdschwämme abwehren.

Es ist besser, diese im Winter einzunehmen als im Sommer, denn dann werden die Eingeweide aufgewärmt und der Schlaf wird verlängert, was eine gute Verdauung begünstigt. Wenn die Verdauung nicht ausreichend ist, bilden sich Stauungen in Leber und Milz.

Wenn jemand durch ein Missgeschick giftige Erdschwämme gegessen hat, soll er sofort Honig mit lauwarmem Wasser und ein wenig Natron aufnehmen; so wird er geheilt werden.

Περὶ αἴρας

Ἡ αἶρα θερμή ἐστι καὶ ξηρὰ πλησίον τῆς τρίτης ἀποστάσεως· τὴν δὲ δύναμιν ἴσην ἔχει τῇ ἴριδι.

Περὶ ἀμύλου

Τὸ ἄμυλον γίνεται μὲν ἐκ πυροῦ καθαροῦ βρεχομένου ὕδατος ἐν τοῖς ὑπὸ κύνα καύμασι καὶ ἀποχεομένου πεντάκις τῆς ἡμέρας. ἐὰν δὲ μαλακώτερον γένηται, ἀποθὲς τὸ ὕδωρ, χωρῆσαι χρὴ τὸ πίτυρον καὶ ξηραίνειν ἐν ἡλίῳ πρὶν ὀξυθῇ.

δύναμιν δὲ ἔχει ψυκτικὴν καὶ μετρίως ξηραντικὴν πραϋντικὴν ὁμοῦ τῶν δριμέων καὶ ἐμπλαστικήν, καὶ διὰ τοῦτο δυσεντερικοῖς ἀγαθόν ἐστι φάρμακον.

Περὶ ἀνήθου

Τὸ ἄνηθον θερμόν ἐστι καὶ ξηρὸν κατὰ τὴν δευτέραν ἀπόστασιν. ὠφέλει δὲ πρὸς τὰς ἀπὸ τῶν παχέων χυμῶν ἐμπνευματώσεις. καί τινες μὲν αὐτὸ εὐστόμαχον, τινὲς δὲ κακοστόμαχον ἀπεφήναντο, οἱ μὲν πρὸς τὴν τούτου θερμαντικὴν καὶ πεπτικὴν ὑγρότητα καὶ τῶν ἐν τῇ γαστρὶ πνευμάτων διαφορητικὴν ἀποβλέψαντες, οἱ δὲ πρὸς τὸ τῆς οὐσίας αὐτοῦ παχυμερὲς καὶ δύσπεπτον καὶ ναυτιῶδες.

ἐλαίῳ δὲ ἑψόμενον καὶ ἐπαλειφόμενον διαφορητικὸν καὶ ὑπνοποιὸν καὶ ὠμῶν ὄγκων πεπτικὸν γίνεται, καὶ τῶν ἐν τῇ κοιλίᾳ ἐμπνευματώσεων διαφορητικὸν καὶ τῶν δι᾽ ἄμετρον κόπον πεπονημένων τὰ σώματα θεραπευτικόν. βλάπτει δέ, ὥς τινές φασι, τοὺς νέφρους.

(7) Taumel-Lolch

Der Taumel-Lolch ist warm und trocken fast bis zum dritten Grad; er hat die gleiche Wirkung wie Iris.

(8) Stärke

Die Stärke entsteht durch die Einwirkung von Hitze auf reines, in Wasser eingeweichtes und auf diese Weise fünfmal täglich behandeltes Weizenmehl. Wenn es recht aufgeweicht ist, nehme man es aus dem Wasser; man muss die Kleie abtrennen und den Rest in der Sonne trocknen, bevor er sauer wird.

Stärke hat eine kühlende und mäßig trocknende Kraft, während sie gleichzeitig die Härte der Koliken mildert und heilt. Deshalb ist sie ein gutes Mittel für an Dysenterie (Ruhr) Leidende.

(9) Dill

Der Dill ist warm und trocken im zweiten Grad. Er nützt bei Blähungen aus dicken Körpersäften. Manche haben gesagt, er sei günstig für den Magen, andere, er sei sehr ungünstig. Die einen sind der Meinung, dass er eine wärmende Wirkung habe, da er die Feuchtigkeit zusammenfließen lässt und die Darmwinde zerstreut. Die anderen meinen, dass er wegen der Dicke seiner Konsistenz schwer verdaulich sei und Übelkeit verursache.

In Öl gekocht und aufgesalbt, löst er Blähungen, stellt den Schlaf her und lässt rohe Körpersäfte reifen; auch löst er Blähungen im Bauch auf und ist ein Heilmittel für durch übermäßige Anstrengung ermüdete Körper. Er schadet aber, wie manche sagen, den Nieren.

Περὶ ἀνίσου

Τὸ ἄνισον θερμόν ἐστι καὶ ξηρὸν κατὰ τὴν τρίτην ἀπόστασιν. ὠφελεῖ δὲ πρὸς τὰς ἀπὸ ψύξεως χρονίας ἡπατικὰς διαθέσεις, ἔτι δὲ καὶ πρὸς δυσπνοίας τὰς ἐκ φλέγματος· ἀποφρακτικόν τε ἱκανῶς καὶ γαστρὸς ἐφεκτικὸν καὶ γάλακτος γεννητικόν.

Περὶ ἀσπαράγων

Τὸ τοιοῦτον εἶδος τῶν λαχάνων οὐκ ἐγνωσμένον ἦν ἐνταῦθα πρότερον, ἀλλὰ μόνον οἱ πικροὶ τῶν λεγομένων ἐλαιοδαφνῶν ἀσπάραγοι. νυνὶ δὲ κατακομίζονται μετὰ τὸν τοῦ ἔαρος καιρὸν καὶ παρά τινων διαγινώσκονται.

ἔστι δὲ τῶν λαχάνων ἁπάντων τροφιμώτατον, ὡς εἴ τις εἴποι τὴν φύσιν ἐν μεταιχμίῳ τιθέναι τῆς τῶν λαχάνων καὶ κρεῶν οὐσίας, οὐ πόρρω τῆς ἀληθείας ἐκτραπήσεται.

διουρητικόν τε τυγχάνει καὶ τῶν ἐν τῷ ἥπατι καὶ τοῖς νεφροῖς ἐμφράξεων ἀποφρακτικόν, καὶ τοῦτο δῆλον ἐκ τοῦ μεταβάλλειν τὴν τοῦ οὔρου ὀσμὴν ἐπὶ τὴν ἰδίαν, ὡς καὶ αἰσθάνεσθαι τοῦ τοιούτου τοὺς ποσῶς αὐτὸ ἐσθίοντας, καθάπερ καὶ τὸ σίλφιον. καὶ μηδεὶς θαυμαζέτω, εἰ εὐθὺς τῷ οὔρῳ μεταδίδωσι τῆς οἰκείας ποιότητος. ἰδοὺ γὰρ ἡ λεγομένη χηναῖα ἐρυθρὰ οὖσα, καὶ ταῖς χερσὶν ἐπιτιθεμένη, μεταβάλλει τὸ οὖρον ἐπὶ τὸ ἴδιον χρῶμα, ὃ καὶ παράδοξον δοκεῖ, τὸ ἔξωθεν ἐπιτιθεμένην βάπτειν τὰ οὖρα. ἀλλὰ ταῦτα μὲν ἔξωθεν τοῦ προκειμένου σκοποῦ, ἐπὶ δὲ τὰ ἑξῆς ἰτέον.

λυσιτελοῦσιν οἱ ἀσπάραγοι πρὸς τὰς κωλικάς τε καὶ νεφριτικὰς διαθέσεις τὰς ἀπὸ φλέγματος, καὶ προστιθέασι τῇ γονῇ καὶ ταχίον τῶν λοιπῶν λαχάνων εἰς αἷμα μετατρέπονται. εἰσὶ δὲ καὶ καταμηνίων ἀγωγοὶ καὶ πρὸς παλμοὺς καρδίας λυσιτελεῖς καὶ ὀδοῦσιν ὠφέλιμοι, πλὴν οὐκ εὐστόμαχοι

(10) Anis

Der Anis ist warm und trocken im dritten Grad. Es nützt bei aus Kälte aufkommenden chronischen Leberleiden, außerdem auch bei Atemleiden aufgrund von Schleim. Er ist reichlich verstopfend, den Darm anhaltend und die Milchbildung (bei Frauen) anregend.

(11) Spargel

Diese Art von Gemüse (nämlich die *asparagoi*, »Spargel«) war hier früher nicht bekannt, sondern nur die bitteren Keime (*asparagoi*) der sogenannten *elaiodaphnoi* (»Öl-Lorbeeren«). Nun aber wird er nach der Frühlingszeit herbeigebracht und ist manchen gut bekannt.

Er ist von allen Gemüsesorten die nahrhafteste, sodass jemand, der sagt, seine Natur stehe zwischen pflanzlicher und tierischer Nahrung, nicht weit von der Wahrheit abweicht.

Er wirkt harntreibend und löst in der Leber und in den Nieren Verstopfungen auf; dies ist dadurch offenbar, dass sich der Geruch des Urins, wie man feststellen kann, genauso verändert wie nach der Einnahme von Silphion (einer heute ausgestorbenen Heilpflanze, wohl eine Art Riesenfenchel). Es sollte niemanden überraschen, dass er dem Urin sogleich etwas von seinen Eigenschaften vermittelt; siehe, die sogenannte *chenaia* (Henna), die rot ist, verwandelt auch, wenn sie in den Händen gehalten wird, den Urin in ihre eigene Farbe – es erscheint ja paradox, dass eine äußere Anwendung den Urin färben kann. Es benetzt aber das, was sich äußerlich abgelagert hat, das darunter Liegende.

Nützlich sind die Spargel für Darm- und Nierenkoliken, die durch Schleim verursacht werden. Sie vermehren das Sperma und gehen schneller als anderes Gemüse in das Blut über. Sie regen auch den Menstruationsfluss an, sind nützlich gegen Herzklopfen und vorteilhaft für die Zähne, allerdings nicht

ἀεί εἰσι· διὰ τοῦτο γάρῳ καὶ ἐλαίῳ ἠρτυμένοις δεῖ τούτοις χρῆσθαι μετὰ τὴν μετρίαν ἕψησιν.

Περὶ ἀστακῶν

Οἱ ἀστακοὶ ψυχροί εἰσι καὶ ὑγροὶ καὶ τρόφιμοι καὶ γαστρὸς ἐφεκτικοὶ καὶ δύσπεπτοι καὶ μάλιστα οἱ ἐν αὐτοῖς μείζονες· οἱ γὰρ μικρότεροι εὐπεπτότεροι. καὶ τῶν χηλῶν τὰ οὐραῖα δυσπεπτότερα καὶ παχυμερέστερα, ὅθεν δεῖ σὺν θερμοῖς ἀρτύμασι τούτους προσφέρεσθαι καὶ οἶνον ἐπιπίνειν παλαιόν τε καὶ κιρρόν.

Περὶ τοῦ ἅλατος

Τὸ ἅλας θερμόν ἐστι κατὰ τὴν δευτέραν ἀπόστασιν καὶ ξηρὸν κατὰ τὴν τρίτην. μετέχει δὲ στυφώδους ποιότητος, ὠφελεῖ δὲ τοὺς τὴν κρᾶσιν φλεγματικούς, προτρέπει τε τὴν γαστέρα καὶ ξηραίνει τὰ σώματα. ἔχει δὲ καὶ ῥυπτικὴν δύναμιν καὶ διεγείρει τὴν ὄρεξιν.

ἀμέτρως δὲ χρώμενον ὑπερόπτησιν ποιεῖται τοῦ αἵματος καὶ ἀμβλυωπίαν ἐργάζεται καὶ ἐλαττοῖ τὴν γονὴν καὶ κνησμὸν ἐμποιεῖ, βλαπτικόν τέ ἐστι τῶν ἐντέρων.

τοῖς δὲ ὀδοῦσιν ἐπιτριβόμενον τὴν μεταξὺ τούτων ἀναλίσκει σηπεδονώδη ὑγρότητα. τήκει δὲ καὶ τὰς ἐν τῇ γαστρὶ ὑγρότητας. φασὶ δὲ ὡς τὴν ἀπὸ τῆς ἐξ οἴνου κραιπάλης βλάβην ἰᾶται τοῖς ποσὶν ἐπιτριβόμενον.

σκευάζονται δὲ καὶ ἁλάτια διάφορα εὐστόμαχα· περὶ ὧν οὐ καιρὸς ἄρτι διεξιέναι.

immer gut für den Magen. Deshalb muss man sie mit Garum (s. 26) und Öl versetzt nutzen, nachdem sie mit maßvoller Hitze gekocht worden sind.

(12) Hummer

Die Hummer sind kalt, feucht, nahrhaft, den Darm verstopfend und schwer verdaulich – und zwar vor allem die größeren von ihnen; die kleineren sind besser verdaulich. Das Fleisch der Schwänze ist schwerer verdaulich und hat dickere Teile als das der Scheren. Daher muss man sie mit warmen Gewürzen reichen und alten, goldgelben Wein dazu trinken.

(13) Salz

Das Salz ist warm im zweiten Grad und trocken im dritten. Es hat Anteil an herber Qualität, nützt bei denen, deren Körpersäfte-Mischung schleimig ist, regt den Darm an und trocknet den Körper. Es hat eine reinigende Wirkung und regt den Appetit an.

Im Übermaß gebraucht führt es zum Ausdörren des Blutes, bewirkt eine Schwächung der Sehkraft, verringert das Sperma, verursacht Juckreiz und schadet den Gedärmen.

Wenn es auf die Zähne gerieben wird, entfernt es die faulige Feuchte zwischen ihnen. Es vertreibt auch im Darm die Feuchtigkeit. Man sagt, dass es auch den Schaden des Rausches vom Wein heilt, wenn man es auf den Füßen verreibt.

Es werden auch verschiedene Salzlaken zubereitet, die gut für den Magen sind; über die zu sprechen, ist aber hier nicht die Gelegenheit.

Περὶ τοῦ ἄμπαρ

Τὸ ἄμπαρ ἐν διαφόροις βλύζει τόποις. εἰσὶ γὰρ τούτου πηγαί, καθάπερ πίττης καὶ ἀσφάλτου καὶ θείου καὶ τῶν ὁμοίων. καὶ τὸ μὲν κρεῖττον τὸ κιρρόν ἐστι καὶ λιπῶδες, ὃ ἀναδίδοται ἔν τινι πόλει Ἰνδικῇ, Σιλάχη ἐπονομαζομένῃ, τὸ δὲ ὑπόλευκον ἀπογεννᾶται ἔν τινι παραλίῳ πολιχνίῳ τῆς εὐδαίμονος Ἀραβίας, Σύχρα λεγομένῳ. τὸ δὲ ὑποδεέστερον καὶ μέλαν συνάγεται ἐξ ἰχθύων ἀπογευσαμένων τῶν τοῦ ἄμπαρ πηγῶν.

ἔχει δὲ θερμαντικὴν δύναμιν καὶ τμητικὴν τῶν ὑγρῶν, καὶ διὰ τοῦτο τινὲς ἐμβάλλουσιν αὐτὸ τοῖς στομαχικοῖς. τονοῖ δὲ τὴν κεφαλὴν καὶ τὴν καρδίαν καὶ ὀσφραινόμενον ἐπὶ πότῳ ταχύνει τὴν μέθην· εἰ δὲ καὶ τῷ οἴνῳ ἐμβληθῇ, ἔτι μᾶλλον.

Ἀρχὴ τοῦ β

Περὶ βοείου κρέατος

Τὸ βόειον κρέας τροφιμώτατόν ἐστι καὶ τὸ ἐξ αὐτοῦ ἀπογεννώμενον αἷμα παχύτερον πέφυκε τοῦ συμμέτρου καὶ διὰ τοῦτο τοῖς μελαγχολικοῖς τὴν κρᾶσιν ἐμποιεῖ νόσους διαφόρους μελαγχολικάς. ἔστι δὲ καὶ δύσπεπτον καὶ δυσανάδοτον. πεφθὲν δὲ τρέφει ἱκανῶς.

καὶ πρὸς τὸ προβάτειον κρέας ἀντεξεταζόμενον ψυχρόν ἐστι καὶ μελαγχολώδους αἵματος γεννητικόν. ὁ δὲ τούτου ζωμὸς τὰς ἐκ τῆς ξανθῆς χολῆς ἐπέχει γαστρορροίας. εἰ δέ τις τούτου φαγεῖν προθυμηθείῃ ἢ καὶ ἀναγκασθείῃ, θεραπευέτω τὴν ἐλπιζομένην ἐκ τούτου βλαβὴν ὄξει καὶ σκορόδῳ καὶ πηγάνῳ.

λυσιτελεῖ δὲ μόνοις τοῖς ἔχουσι θερμοτέραν τὴν γαστέρα καὶ τοῖς σφοδρῶς γυμναζομένοις καὶ διηνεκῶς.

(14) Amber (Harz des Amberbaums)

Der Amber tritt an verschiedenen Orten hervor. Seine Ursprünge sind so wie die von Pech, Bitumen, Schwefel und Ähnlichem. Der feinste ist der gelbe und fettige, der in einer indischen Stadt namens Silache hervorgebracht wird. Der graue entsteht in einem befestigten Seestädtchen in Arabia Felix (im Südwesten der arabischen Halbinsel), das Suchra heißt. Die geringste, schwarze Sorte wird von Fischen gesammelt, die sich an den Quellen des Ambers ernähren.

Er hat eine wärmende und einschneidende Kraft auf die Körpersäfte, weshalb einige Autoren ihn zu den Magenmitteln rechnen. Er stärkt den Kopf und das Herz; wenn er in einem Getränk eingenommen wird, beschleunigt er die Trunkenheit, und wenn er in Wein eingelegt wird, noch mehr.

Beginn des Beta

(15) Rindfleisch

Das Rindfleisch ist sehr nahrhaft und das daraus entstehende Blut ist dicker, als es ausgewogen wäre. Deshalb verursacht es bei Menschen, die zu schwarzer Galle neigen (Melancholikern), verschiedene schwarzgallige (melancholische) Krankheiten. Es ist schwer verdaulich und wird schwer ausgeschieden. Wenn es aber verdaut wird, nährt es ausreichend.

Im Vergleich zu Schaffleisch (s. 114) ist es kalt und verursacht die Bildung von schwarzgalligem Blut. Die Brühe aus ihm hält den Darmfluss (Durchfall) an, der durch die gelbe Galle verursacht wird. Wenn man es essen möchte oder muss, kann man den befürchteten Schaden durch Essig, Knoblauch (s. 129) und Weinraute (s. 105) heilen.

Es ist nützlich allein für diejenigen, die einen recht heißen Darm haben, und für diejenigen, die heftig und fortwährend trainieren.

Περὶ βουτύρου

Τὸ βούτυρον συμμέτρως ἐστὶ θερμὸν καὶ τρόφιμον. ὠφελεῖ δὲ τόν τε πνεύμονα καὶ τὸν θώρακα, καὶ συνεργεῖ πρὸς τὸ εὐχερῶς ἐξ αὐτῶν ἀναδίδοσθαι τὸ πτύελον, λυσιτελεῖ δὲ πρὸς τοὺς ἀπὸ ψυχρότητος καὶ ξηρότητος βῆχας. ἱκανῶς δὲ χρώμενον τὴν γαστέρα προτρέπει. ὅσον τέ ἐστι παλαιότερον, ἐπὶ τοσοῦτον καὶ θερμότερον καὶ παντὸς ἐλαίου τροφιμώτερον πέφυκεν. ἔχει δὲ καὶ πεπτικὴν καὶ διαφορητικὴν δύναμιν καὶ μάλιστα ἐπὶ τῶν μαλακῶν σωμάτων. διὰ τοῦτο καὶ βουβῶνας καὶ παρωτίδας ἰᾶται ἐπαλειφόμενον, καὶ τῶν ὀδοντοφυούντων παίδων τὴν ἀπὸ τῆς ὀδοντοφυίας ὀδύνην καταπαύει· πλὴν ἐπιπολάζει ἐνίοτε τῇ γαστρὶ καὶ ναυτίαν καὶ ἀνορεξίαν ποιεῖ. καὶ ἐν ταῖς θερμοτέραις κοιλίαις πολλάκις εἰς ξανθὴν μεταβάλλεται χολήν.

Περὶ βερικόκκων

Βερίκοκκα τὰ λεγόμενα Ἀρμένια. ἡ τοιαύτη ὀπώρα εὔφθαρτός ἐστι. τὸ δὲ ἐξ αὐτῶν ἀπογεννώμενον αἷμα μοχθηρόν. ἔστι δὲ ψυχρὰ καὶ ὑγρὰ κατὰ τὴν δευτέραν ἀπόστασιν, καὶ τῶν ῥοδακίνων κακοχυμώτερα. προτρέπει δὲ τὴν γαστέρα καὶ τὴν ξανθὴν καταπαύει χολὴν μήπω πέπειρα ὄντα. συνεχέστερον δὲ μεταλαμβανόμενα πυρετοὺς ἀπεργάζεται. δεῖ δὲ τούτοις χρῆσθαι πρὸ τῆς τροφῆς· ὑστέρως γὰρ ἐσθιόμενα ἐπιπολάζει ταῖς τροφαῖς καὶ φθείρει ταύτας τῇ εὐφθάρτῳ αὐτῶν φύσει.

Περὶ βαλσάμου

Τὸ βάλσαμον μικρόν ἐστι φυτὸν πήχεων ἔλαττον δύο. γίνεται δὲ πλησίον τῆς Αἰγύπτου, ἐν χώρᾳ παρ᾽ Αἰγυπτίων μὲν

(16) Butter

Die Butter ist ausgewogen warm und nahrhaft. Sie nützt der Lunge und dem Oberkörper, da sie dazu beiträgt, dass man den Speichel leicht daraus hervorbringen kann; sie ist auch nützlich für die Husten, die durch Kälte und Trockenheit entstehen. In ausreichender Menge eingenommen, regt sie den Darm an. Je älter sie ist, desto wärmer ist sie und wird natürlich nahrhafter als jedes Öl. Sie hat eine verdauungsfördernde und abführende Wirkung, und zwar am meisten bei weichen Körpern. Deshalb heilt sie auch Drüsen- und Ohrspeicheldrüsenschwellungen, wenn sie aufgesalbt wird, und beendet bei zahnenden Kindern den Schmerz bei der Zahnung. Andererseits legt sie sich manchmal auf den Darm und verursacht Übelkeit und Appetitlosigkeit. Und bei wärmeren Gedärmen verwandelt sie sich oft in gelbe Galle.

(17) Aprikosen

Aprikosen (sind) die sogenannten armenischen (Äpfel). Dieses Obst ist schnell verderblich. Das Blut, das aus ihnen entsteht, ist von schlechter Qualität. Aprikosen sind kalt und feucht im zweiten Grad und bringen schlechtere Körpersäfte hervor als Pfirsiche (s. 116). Sie regen den Darm an und halten die gelbe Galle an, wenn sie noch nicht reif sind. Wenn man sie fortwährend zu sich nimmt, bewirken sie Fieber. Man muss sie vor der (anderen) Speise essen; später eingenommen liegen sie nämlich über den Speisen und verderben diese durch ihre eigene natürliche Neigung zum Verderben.

(18) Balsam

Der Balsam ist ein kleiner Strauch, nicht größer als 2 Ellen (zu je etwa 45 cm). Er wächst in der Region, die Ägypten am nächs-

νῦν ἡλίου πηγὴ ὀνομαζομένη, παρὰ δὲ τῶν παλαιῶν ἡλίου πόλις. καὶ ὅτε εὖ εἶχε τὰ τῆς Αἰγύπτου, κατὰ τὸν φθινοπωρινὸν καιρὸν ἐσχάζοντο διὰ μετὰ σιδήρου τὰ κάτω μέρη τῶν τοιούτων φυτῶν, καὶ ἀνεδίδοτο ἐξ αὐτῶν ὀπὸς ὅμοιος, ὥς ἐστιν ἰδεῖν, πάντη ἐλαίῳ, διὸ καὶ βαλσαμέλαιον ὠνομάζετο. καὶ τὸ συναγόμενον ἐκ τοῦ ὀποῦ ἀπετίθετο ἐν ἀγγείοις καὶ καθίστατο. ἦν τὸ μὲν ἐπιπολάζον λευκὸν καὶ λεπτομερὲς καὶ ὀνησιμώτερον καὶ διὰ τοῦτο πολυτιμητότερον. τὸ δὲ μέσον ὑπόκιρρον καὶ κατὰ πάντα τοῦ ἐπιπολάζοντος ἐνδεέστερον. τῇ δὲ τρυγὶ ἐχρῶντο τινὲς πρὸς σμῆγμα χειρῶν καὶ πρὸς ἄλλας θεραπείας δι' ἀπορίαν τῶν ἄλλων.

ἔνιοι δὲ τοῦτο δοκιμάζουσι τῷ τὸν σίδηρον ἀνάπτεσθαι δι' αὐτοῦ ἀλειφόμενον καὶ πυρὶ προσφερόμενον, ὃ καὶ τῷ καφουρελαίῳ λεγομένῳ καὶ ἑτέροις ὑπάρχει, ἕτεροι δὲ τῷ μὴ ἐπιπολάζειν τῷ ὕδατι ἀλλ' ὑφανίζειν κάτωθεν. ἀλλὰ καὶ τοῦτο ὑπάρχει καὶ ἑτέραις ἐλαιώδεσιν οὐσίαις, πλὴν ὅτε συνδραμῶσιν ἄμφω, τό τε τὸν σίδηρον δι' αὐτοῦ ἀναπτεσθαι ἁρπαζόμενον ἀπὸ τοῦ ὕδατος καὶ τὸ ὑφιζάνειν ἐν τῷ ὕδατι, ἀνόθευτόν ἐστιν.

πρὸς τούτοις δεῖ εἰδέναι, ὡς νεαρὸν ὂν ἐπιπολάζει τῷ ὕδατι καὶ τηνικαῦτα δοκιμάζεται δι' ὀθόνης αὐτῷ ἐμβρεχομένης καὶ ἀπαρτωμένης· κατέρχεται γὰρ μὴ χροιάζον αὐτὴν ἀλλὰ μόνον τὴν εὐωδίαν ἐν ταύτῃ καταλιμπάνον.

ὠφελεῖ δὲ ἀνόθευτον πρὸς πλεῖστα πάθη. δοθὲν γὰρ μετὰ γυναικείου γάλακτος τοῖς δηλητηρίου μετασχοῦσι φαρμάκου ἢ ὑπὸ ἰοβόλου δηχθεῖσι, μέγιστον αὐτοῖς ἴαμα γίνεται, καὶ μάλιστα τοῖς σκορπιοδήκτοις ἐπαλειφόμενον.

οἱ δὲ Πέρσαι καὶ λίθους αὐτὸ θρύπτειν φασὶ καὶ ταῖς ἀσυλλήπτοις γυναιξὶ συνεργεῖν πρὸς κύησιν, τῇ γαστρὶ ἐπιτιθέμενον ἢ καπνιζόμενον. πολλοὶ δὲ τοῦτο διὰ τὸ σπάνιον καὶ δυσεύρετον τῇ ὑστέρᾳ μόνον ὑποτίθουσι. πρός τε αἱμορροΐδας φασὶ τοῦτο λυσιτελεῖν καὶ τὰς ἐπιληψίας καὶ

ten liegt und die heute als »Sonnenbrunnen« (Helios-Brunnen) bezeichnet wird, bei den Alten aber als »Sonnenstadt« (Heliopolis, heute Stadtteil von Kairo). Als es in Ägypten gut stand, wurden im Herbst mit einem Eisenmesser die unteren Teile dieser Pflanzen eingeschnitten; aus ihnen floss dann der Saft, der, wie man sehen kann, dem Öl sehr ähnelt und deshalb Balsamöl genannt wurde. Der gesammelte Saft wurde in Behälter gefüllt und ruhen gelassen. Das oben Aufliegende war weiß, dünnflüssig, besonders nützlich und daher viel wertvoller. Das in der Mitte hatte eine aschige Farbe und war weniger wert als das oben Aufliegende. Den Bodensatz nutzten manche für das Einreiben der Hände und andere Behandlungen, da die anderen Teile des Balsams fehlten.

Manche prüfen das Öl dadurch, dass es anhaftet, wenn man ein Eisen damit bestreicht und in die Nähe des Feuers bringt, was auch beim sogenannten Kampferöl (s. 66) und anderen so ist; andere (prüfen es) dadurch, dass es nicht auf Wasser schwimmt, sondern herabsinkt. Das aber trifft auch bei den anderen öligen Substanzen zu, außer dass hier beides zusammenkommt, nämlich das Eisen, an dem es anhaftet, wenn man es aus dem Wasser zieht, und das Absinken im Wasser; das ist untrüglich.

Darüber hinaus muss man wissen, dass das Öl, wenn es neu ist, auf dem Wasser schwimmt und dann mit einem Tuch geprüft wird, das mit ihm benetzt und dann aufgehängt wird; das Öl fällt herab und färbt das Tuch nicht, sondern hinterlässt nur den Wohlgeruch auf ihm.

Das Öl nützt, wenn es nicht verfälscht ist, bei sehr vielen Leiden. Es wird mit Frauenmilch denen verabreicht, die ein schädliches Gift eingenommen haben oder von einem Giftpfeil getroffen wurden, insbesondere auch denen aufgesalbt, die von einem Skorpion gestochen worden sind.

Die Perser sagen, dass das Öl Steine zersetzt und den Frauen, die nicht empfangen konnten, bei der Empfängnis hilft, wenn es auf den Darm aufgelegt oder aufgeräuchert wird. Viele legen es auch wegen seiner Seltenheit und Rarheit nur auf die Gebärmutter auf. Sie sagten dazu auch, dass es nützlich

τὰς ἀπὸ ψυχρότητος ὠταλγίας καὶ ἕτερα τὰ ψυχρὰ πάθη θερμότατον ὄν.

Περὶ τῶν βασιλικῶν

Τὰ ὤκιμα συμμέτρως μετέχει τῆς θερμότητος, ὠφελεῖ δ' ὀσφραινόμενον τήν τε καρδίαν καὶ τὴν κεφαλήν, ὕδατι δὲ ἐμβρεχόμενα ὑγρότερα γίνεται καὶ ὕπνον ἐπάγει. τὸ δὲ τούτων σπέρμα πρὸς τὰ καρδιακὰ πάθη πάνυ λυσιτελεῖ καὶ τὰς ἐκ μελαίνης χολῆς δυσθυμίας εἰς ἱλαρίαν καὶ εὐθυμίαν ἐργάζεται.

Περὶ βαλανίων

Τὰ βαλάνια δύσπεπτά εἰσι καὶ πολύτροφα, βραδύπορα δὲ καὶ ὠμῶν χυμῶν γεννητικά, καὶ διὰ τοῦτο τὴν τούτων χρῆσιν παραιτεῖσθαι προστάσσομεν.

Περὶ βουγλώσσου

Τὸ βούγλωσσον διουρητικόν ἐστι καὶ δίψους παυστικόν. ὠφελοῦσί τε πρὸς ἡπατικὰς διαθέσεις οἱ τούτου καυλοὶ ἑψητοὶ καὶ ὠμοὶ ἐσθιόμενοι, σκευάζεται δὲ παρὰ τούτων ζουλάπιον καί ἐστι χρήσιμον.

Περὶ βρώμου

Ὁ βρῶμος ψύχει καὶ στύφει· ὠφελεῖ δὲ δυσουριῶντας ἄκρως καὶ χολερικὰς διαθέσεις πλέον, ὁμοιοῦται δ' ὁμοίως τῇ πτισσάνῃ μετὰ παράδοσιν.

sei bei Hämorrhoiden, Epilepsien, aus Kälte entstandenen Ohrenschmerzen und anderen Kälteleiden, da es sehr warm ist.

(19) Basilikum

Die Basilikum(kräuter) haben ausgewogen viel Wärme. Sie nützen, zum Riechen gegeben, dem Herz und dem Kopf; in Wasser eingeweicht, werden sie feuchter und bringen Schlaf herbei. Der Samen von ihnen ist sehr nützlich bei Herzleiden; bei Mutlosigkeiten aus schwarzer Galle (Melancholie) fördert er Ausgelassenheit und Fröhlichkeit.

(20) Eicheln

Die Eicheln sind schwer zu verdauen und sehr nahrhaft. Sie gehen langsam durch (die Gedärme) und bringen schlecht zusammengesetzte Korpersafte hervor; deshalb ordnen wir an, ihren Gebrauch zu vermeiden.

(21) Ochsenzunge (Kraut)

Die Ochsenzunge ist harntreibend und hält den Durst an. Gegen Leberleiden nützen ihre Stängel, gekocht oder roh gegessen. Aus ihnen wird ein Julep (s. 39) zubereitet und ist vorteilhaft.

(22) Hafer

Der Hafer ist kalt und herb. Er nützt denen, die Schwierigkeiten beim Urinieren haben, und vielfach bei Gallenleiden. Man stimmt darin überein, dass er nach der Verabreichung ähnlich wie Gerste ist.

Ἀρχὴ τοῦ γ

Περὶ τῶν γεράνων

Τῶν γεράνων αἱ σάρκες θερμαί εἰσι τὴν κρᾶσιν καὶ ξηραὶ καὶ ἰνώδεις καὶ διὰ τοῦτο δεῖ ταύτας ἐσθίειν μετὰ δύο ἡμέρας τῆς σφαγῆς. ἀπογεννῶσι δ' αἷμα τοῦ συμμέτρου παχύτερον καὶ μελαγχῶδες. ὁ δὲ τούτων ζωμὸς τὴν φωνὴν λαμπρύνει καὶ προστίθησι τῇ γονῇ. φασὶ δὲ ὡς ὁ τούτων μυελὸς ἅμα καὶ ἡ χολὴ σὺν ζαμπακελαίῳ ἐρανιζόμενα πρὸς μνήμης ἀπώλειαν λυσιτελεῖ. χρῶνται δὲ τῇ τούτων χολῇ τινες καὶ πρὸς ὀφθαλμικὰς διαθέσεις ἄριστα. λέγεται δὲ καὶ ἐκ τῆς ἑψήσεως αὐτῶν ἐπιπολάζον ἐλαιῶδες πρὸς βαρυκοΐας ὀνίνησι τοῖς ὠσὶν ἐπισταζόμενον καὶ ὡς τὸ ἐν αὐτοῖς λίπος σὺν ὄξει σκιλλιτικῷ ἐν βαλανείῳ μεταλαμβανόμενον σπληνικαῖς σκληρότησι λυσιτελεῖ.

τὸ δὲ τοιοῦτον πτηνὸν διέρχεται τὴν οἰκουμένην ἅπασαν, μὴ μένον ἐν ἑνὶ κλίματι.

Περὶ τοῦ γάλακτος

Τὸ γάλα ἐκ τριῶν σύγκειται οὐσιῶν· ὀρρώδους, ἥτις ἐστὶ λεπτὴ καὶ ῥυπτικὴ καὶ γαστρὸς ὑπακτική, εἴ τις αὐτὴν δι' ἑψήσεως διακρίνει· καὶ τυρώδους, ἥτις πέφυκε παχεῖα καὶ τὴν γαστέρα ἐπέχει· καὶ βουτυρώδους, ἥτις μέση ἐστὶ τήν τε σύστασιν καὶ τὴν κρᾶσιν τῆς ὀρρώδους καὶ τυρώδους φύσεως. ὅσον μὲν οὖν γάλα τοῦ ὀρρώδους πλέον μετέχει, τοῦτο καὶ εὐχρηστότερόν ἐστιν· ὅσον δὲ τοῦ τυρώδους βλαπτικὸν ἐμφράξεις τε τῷ ἥπατι καὶ λίθους ἐν τοῖς νεφροῖς ἀπογεννᾷ.

ἑψηθὲν τὸ γάλα διὰ καχλήκων, ἄριστον γίνεται φάρμακον πρός τε δυσεντερίας καὶ τὰ κατὰ γαστέρα δριμέα ῥεύματα. ὠφελεῖ δὲ καὶ πρὸς φθίσεις καὶ ἑκτικοὺς καὶ βῆχας

Beginn des Gamma

(23) Kraniche

Das Fleisch der Kraniche ist von der Säfte-Mischung her trocken und faserig und soll deshalb erst zwei Tage nach der Schlachtung gegessen werden. Es bewirkt Blut, das dicker als ausgewogen ist und zu schwarzer Galle führt. Die Brühe aus ihnen verschönt die Stimme und vermehrt das Sperma. Man sagt auch, dass ihr Mark, gemischt mit Salz und Jasminöl, für diejenigen nützlich ist, die ihr Gedächtnis verloren haben. Manche nutzen auch die Galle der Kraniche mit großem Erfolg für Augenleiden. Man sagt auch, dass das beim Kochen an die Oberfläche steigende Fett vorteilhaft für Schwerhörige ist, wenn es in die Ohren geträufelt wird, und dass das Fett in ihnen, mit Meerzwiebelessig gemischt und in ein Bad gelegt, nützlich bei einer Verhärtung der Milz ist.

Diese Art von Vogel zieht durch die ganze bewohnte Welt und bleibt nie in einer Region.

(24) Milch

Die Milch besteht aus drei Substanzen: aus Molkigem, das dünn, reinigend und den Darm anregend ist, wenn es durch Kochen abgetrennt wird; aus Käsigem, das dick und den Darm haltend ist, und aus Buttrigem, das die Mitte in Bezug auf Konsistenz und Beschaffenheit zwischen dem molkigen und käsigen Anteil innehat. Je mehr die Milch einen molkigen Anteil hat, desto besser verwendbar ist sie; der käsige Anteil hat die schädliche Eigenart, Leberverstopfungen und Nierensteine zu bilden.

Wenn die Milch mit heißen Kieselsteinen gekocht wird, dann wird sie zu einem sehr guten Heilmittel für Dysenterie (Ruhr) und schmerzhafte Ausflüsse aus dem Darm. Sie nützt denen, die an Schwindsucht, Hektik, trockenem Husten und

ξηρὰς καὶ τὰς ἐκ δηλητηρίου πόσεως δήξεις ἐν τῇ οὐρήθρᾳ.

ἄριστον δὲ γάλα τὸ ἐξ ὑγιεινοῦ ζῴου μήτε πάνυ λιποσάρκου μήτ' ἰσχνοῦ, πρὸς δὲ καὶ τὸ νεόθλιπτον. ἐφ' ὅσον γὰρ μετὰ τὴν ἔκθλιψιν ἐπιμένει, ἐπὶ τοσοῦτον τοῦ ἀρίστου ἐκπίπτει. δεῖ δὲ τοῦτο καὶ γλυκὺ εἶναι μετρίως καὶ τῶν λοιπῶν γεύσεων ἀμέτοχον. σὺν τούτοις καὶ λευκότατον.

ἁρμόζει δὲ καὶ πρὸς τὰ κατ' ὀφθαλμὸν δριμέα ῥεύματα. ὑγραίνει δὲ τὸ σῶμα καλῶς πεφθὲν καὶ εὐεξίαν τούτου ἐμποιεῖ καὶ λυσιτελεῖ τῷ πνεύμονι καὶ τῷ θώρακι. βλάπτει δὲ γαστέρα καὶ μάλιστα τὴν ὑγράν, καὶ τὴν κεφαλήν, ὥς φησιν Ἱπποκράτης, γάλα διδόναι κεφαλαλγέουσι κακόν· εὐαλλοίωτον γάρ ἐστιν, ἀποτυροῦται δὲ πολλάκις ἐν τῇ γαστρί. ἀλλὰ καὶ ὀδόντων καὶ οὔλων βλαπτικόν ἐστι καὶ διὰ τοῦτο τοὺς ἀσθενεῖς ἔχοντας ὀδόντας δεῖ τὸ στόμα ἐκπλύνειν μελικράτῳ σὺν οἴνῳ.

Περὶ γογγυλίων

Τὰ γογγύλια θερμά ἐστι κατὰ τὴν δευτέραν ἀπόστασιν, ὑγρὰ δὲ κατὰ τὴν πρώτην. τρόφιμα δέ εἰσι ἱκανῶς καὶ διουρητικὰ καὶ φυσώδη καὶ σπέρματος γεννητικὰ καὶ λεαντικὰ τοῦ φάρυγγος καὶ τοῦ θώρακος. συνεχέστερον δὲ χρώμενα παχὺν ἀπογεννῶσι χυμὸν καὶ ἐμφράξεις ἐν τῷ ἥπατι. τὴν δὲ γαστέρα οὔτε ἐπέχει οὔτε προτρέπει. μετὰ δὲ ὄξους καὶ ἅλατος ἐσθιόμενα διεγείρει τὴν ὄρεξιν.

τὸ δὲ τούτων σπέρμα τριβόμενον καὶ καταπινόμενον ἐπὶ πλεῖον ἀφροδισιαστικὸν γίνεται. λέγεται δὲ καί, ὡς, εἴ τις τὸ τοιοῦτον σπέρμα καλαμίνθῃ καὶ λημνίᾳ σφραγίδι χρήσεται, ἐν ἐκείνῃ τῇ ἡμέρᾳ ὑπὸ δηλητηρίου ἢ δήγματος ἰοβόλου οὐ βλαβήσεται, καὶ ὡς βουβωνικοῖς ἐπαρτώμενον ἰδιότητί τινι ὀνίνησιν.

dem von einem Gifttrunk kommenden Beißen im Harntrakt leiden.

Am besten ist die Milch, die von einem gesunden Tier stammt, das weder zu fettfleischig noch zu dürr ist und erst kürzlich gemolken wurde. Je länger sie nach dem Melken wartet, um so mehr verliert sie von der hohen Qualität. Sie muss mäßig süß und frei von anderen Geschmacksstoffen sein, dazu noch sehr weiß.

Sie ist gut für beißende Flüsse aus den Augen. Sie befeuchtet den Körper, wenn sie richtig gekocht ist, verleiht ihm ein blühendes Aussehen und entlastet die Lunge und den Oberkörper. Sie schadet aber dem Darm, insbesondere dem feuchten, und dem Kopf, wie Hippokrates (*Aphorismen* 257) sagt: »Milch denen zu geben, die Kopfweh haben, ist schlecht.« Sie ist leicht veränderlich und wird oft im Darm zu Käse. Sie ist schädlich für die Zähne und das Zahnfleisch, weshalb diejenigen, die schwache Zähne haben, den Mund mit Honigwein in (Trauben-)Wein auswaschen müssen.

(25) Rüben

Die Rüben sind warm im zweiten Grad und feucht im ersten Grad. Sie sind ausreichend nahrhaft, harntreibend, darmwindfördernd, förderlich für die Samenbildung, lindernd für die Kehle und den Oberkörper. Recht fortwährend verwendet, erzeugen sie einen dicken Körpersaft und Verstopfungen der Leber. Sie halten den Darm nicht an, regen ihn aber auch nicht an. Mit Essig und Salz gegessen fördern sie den Appetit.

Ihr Samen, zerdrückt und geschluckt, fördert sehr das sexuelle Verlangen. Es heißt, dass man, wenn der derartige Samen zusammen mit Katzenminze und Lemnos-Ton verwendet wird, an dem jeweiligen Tag nicht durch Gift oder durch die Wunde von einem Giftpfeil Schaden erleiden kann, wie er auch auf Drüsen aufgetragen mit einer bestimmten Eigenschaft nützt.

Περὶ γάρου

Τὸ γάρος θερμόν ἐστι ἐν τῇ πρώτῃ ἀποστάσει, ξηρὸν δὲ ἐν τῇ δευτέρᾳ. τέμνει δὲ τὸ φλέγμα καὶ τοὺς παχεῖς χυμοὺς προτρέπει τε μετρίως τὴν γαστέρα, ἐξωθούμενον τὰ ἐν τῇ γαστρὶ περιττώματα. πλὴν δίψαν ἐμποιεῖ καὶ διὰ τοῦτο δεῖ τοὺς διψώδεις ῥοδοστάγματι τοῦτο μιγνύειν. χρῶνται δὲ τούτῳ τινὲς καὶ πρὸς τὰ ἔξωθεν σηπεδονώδη ἕλκη.

Περὶ γαζελίων

Αἱ δορκάδες, τὰ κοινῶς λεγόμενα γαζέλια· τὰ τούτων κρέα εὐχυμώτερά εἰσι τῶν λοιπῶν ἀγρίων ζῴων καὶ πρὸς τὸ ἀνθρώπινον σῶμα ἔχει οἰκείως. λυσιτελοῦσι δὲ τοῖς περιττωματικοῖς σώμασι καὶ ὑγροῖς καὶ πρὸς κωλικὰς καὶ ἐπιληπτικὰς διαθέσεις. ἐπέχουσι δὲ τὴν γαστέρα καὶ ξηρότητα τοῖς νεύροις ἐμποιοῦσιν.

Γλήχων

Ἡ γλήχων λεπτύνει καὶ θερμαίνει σφοδρῶς. ὅθεν καὶ τὰ ἐκ θώρακος ὑγρὰ παχέα, καὶ πνεύμονος ὑγρὰ καὶ γλίσχρα· διὰ τοῦτο ὀνίνησι καὶ ἀναπτύεσθαι ποιεῖ καὶ καταμήνια προτρέπει μετὰ οἴνου λευκοῦ ἑψόμενος καὶ πινόμενος θερμὸν ἄκρατον, τοῖς δ᾿ ἰσχιαδικοῖς ἔξωθεν καταπλαττόμενος καὶ τοῖς ἄλλοις ἐψυγμένοις μορίοις ὠφελεῖ.

(26) Garum (fermentierte Fischsoße, als Gewürz genutzt)

Das Garum ist warm im ersten Grad und trocken im zweiten. Es schränkt den Schleim und die dicken Körpersäfte ein und regt mäßig den Darm an, wobei es die Schlacken im Darm herausstößt. Außerdem macht es durstig; deshalb müssen diejenigen, die unter Durst leiden, es mit Rosenwasser vermischen. Manche verwenden es auch gegen außen auftretende Geschwüre.

(27) Gazellen (Wildziegen)

Die Wildziegen (*dorkades*) werden gemeinhin Gazellen (*gazelia*) genannt. Ihr Fleisch ist bessersaftig als das von anderen Wildtieren und für den menschlichen Körper geeignet. Es ist nützlich für diejenigen mit schlackigen Körpern und mit feuchter Konstitution sowie für diejenigen, die zu Koliken und Epilepsie neigen. Es hält den Darm fest und bewirkt Trockenheit für die Nerven.

(28) Poleiminze

Die Poleiminze macht stark dünn und warm. Daher (nützt sie) bei dicken Flüssigkeiten aus dem Oberkörper sowie bei Feuchte und Zähigkeit des Atems. Deshalb ist sie vorteilhaft, bewirkt das Aushusten und regt die Menstruation an, wenn sie mit weißem Wein gekocht und unvermischt warm getrunken wird. Den Hüftleidenden nützt sie, wenn sie äußerlich als Pflaster aufgetragen wird, ebenso den anderen erkälteten Körperteilen.

Ἀρχὴ τοῦ δ

Περὶ Δαμασκήνων

Τὰ Δαμάσκηνα ψυχρά ἐστι καὶ ὑγρὰ κατὰ τὴν δευτέραν ἀπόστασιν. ὠφελεῖ δὲ τοὺς θερμὴν ἔχοντας τὴν κοιλίαν καὶ ξηράν, προτρέπει δὲ τὴν γαστέρα διὰ τὴν ἐν αὐτοῖς ὑγρότητα καὶ γλισχρότητα, καὶ μάλιστα τὰ μελάντερα. ἔστι δὲ καὶ κακοστόμαχα. ξηρανθέντα δὲ ἧττον βλάπτει, ἀνορεξίαν δὲ ἐμποιεῖ καὶ κεφαλαλγίαν καὶ μάλιστα τοῖς φλεγματικοῖς καὶ οὐ πάνυ τι τρόφιμά ἐστι. τὰ δὲ λευκὰ Δαμάσκηνα δύσπεπτα καὶ τῆς γαστρὸς ἧττον προτρεπτικά. τὰ δὲ ὠχρὰ καὶ μεγάλα παχὺν ἀπογεννᾷ χυμὸν καὶ δυσπεπτότερα τῶν ἄλλων ἐστί. δεῖ δὲ ταῦτα πρὸ τροφῆς τῆς λοιπῆς ἐσθίειν. τὰ δὲ αὐστηρὰ καὶ στυφώδη καὶ μὴ πέπειρα τὴν γαστέρα ἐπέχει.

ὁ δὲ τῶν Δαμασκήνων ζωμὸς πινόμενος λυσιτελεῖ πρὸς τοὺς διακαεῖς πυρετοὺς καὶ φλεγμονάς, καὶ πρὸς τὰ ἐν τοῖς οὔλοις ἐξανθήματα τῷ στόματι κατεχόμενος καὶ πρὸς δυσκρασίαν θερμὴν καὶ γαστρὸς ἐποχήν.

ὁ δὲ τοῦ δένδρου ὀπὸς λεπτομερής ἐστι καὶ τμητικὴν ἔχει δύναμιν· καὶ διὰ τοῦτο φασίν, ὡς σὺν οἴνῳ λαμβανόμενος θρύπτει τοὺς λίθους, ὠφελεῖ τε πνεύμονα καὶ θώρακα καὶ βλάπτει τὸν σπλῆνα. κρείττων δέ ἐστιν ὀπὸς ὁ ἐκ δένδρου παλαιοῦ.

Περὶ δαύκων

Οἱ δαῦκοι θερμοί εἰσι κατὰ τὴν δευτέραν ἀπόστασιν, ὑγροὶ δὲ κατὰ τὴν πρώτην. εἰσὶ δὲ τῶν γογγυλίων ὀλιγοτροφώτεροι, διουρητικοί τε καὶ ἀφροδισιαστικοί, φυσώδεις τε καὶ δύσπεπτοι καὶ μάλιστα ὠμοὶ ἐσθιόμενοι. προτρέπουσί τε τὴν γαστέρα καὶ καταμηνίων ἀγωγοί εἰσιν, αἵματός τε οὐ

(29) Damaskus-Pflaumen

Die Damaskus-Pflaumen sind kalt und feucht im zweiten Grad. Sie nützen Menschen, die warme und trockene Bäuche haben. Sie regen den Darm durch ihre Feuchte und Zähigkeit an, und zwar vor allem die schwärzeren Pflaumen. Sie sind aber schlecht für den Magen. Getrocknet schaden sie weniger, bewirken aber Appetitlosigkeit und Kopfweh, besonders bei den Phlegmatikern, und sind überhaupt nicht nahrhaft. Die hellen Damaskus-Pflaumen sind schlecht verdaulich und regen den Darm weniger stark an. Die gelben und großen Pflaumen bringen einen dicken Körpersaft hervor und sind schwerer zu verdauen als die anderen. Man muss sie vor der übrigen Speise essen. Die bitteren, herben und unreifen halten den Darm an.

Der Saft von Damaskus-Pflaumen, als Getränk eingenommen, ist nützlich bei heißem Fieber und Entzündungen, auch bei den Geschwüren im Zahnfleisch, wenn er im Mund behalten wird, und bei einer schlechten warmen Körpersäfte-Mischung und der Verhaltung des Darms (Verstopfung).

Der Saft des Baums ist von feiner Konsistenz und hat eine schneidende Kraft. Deshalb sagt man, dass er, in Wein eingenommen, Steine zerkleinert; er nützt auch der Lunge und dem Oberkörper, schadet aber der Milz. Besser ist der Saft von einem alten Baum.

(30) Pastinaken (Möhren)

Die Pastinaken sind warm im zweiten Grad und feucht im ersten. Sie sind weniger nahrhaft als die Rüben (s. 25), harntreibend, das sexuelle Verlangen steigernd, blähend und schwer verdaulich, wenn sie roh gegessen werden. Sie regen den Darm an und führen die Menstruation herbei, bringen

πάνυ χρηστοῦ γεννητικοί, ὀρρώδη δὲ ποιοῦσι τὴν γονὴν καὶ θερμαίνουσι τοὺς νεφρούς. οἱ δὲ ἐρυθροὶ τῶν ὤχρων κρείττονες. δι' ἣν ἔχουσι θερμότητα καὶ μετρίαν δριμύτητα καὶ τοὺς παχεῖς λεπτύνουσι χυμούς, καίτοι γε παχυμερεῖς ὄντες.

τὸ δὲ τούτων σπέρμα ἐπὶ πλέον ἐστὶ διουρητικὸν καὶ καταμηνίων ἀγωγὸν σὺν μέλιτι λαμβανόμενον. ὠφελεῖ δέ, ὥς τινες ἐδόξασαν, ἰδιότητί τινι πρὸς σκελῶν ἀλγήματα καὶ βλάπτει τὴν κύστιν.

σκευάζεται δὲ διὰ τούτων καὶ μέλιτος δαυκόμελι, ὥσπερ διὰ ῥόδων ῥοδόμελι, καὶ ἐμβάλλεται αὐτῷ δριμέα ἀρτύματα, καὶ θερμότατον γίνεται καὶ εὔπεπτον καὶ πρὸς τὴν τοῦ ἥπατος ψυχρότητα λυσιτελὲς καὶ πνευμάτων διαφορητικὸν καὶ γονῆς προσθετικόν.

Ἀρχὴ τοῦ ε

Περὶ ἐλάφων

Τὰ τῶν ἐλάφων κρέατα κακόχυμά ἐστι· καὶ δύσπεπτα καὶ μελαίνης χολῆς γεννητικά. δεῖ δὲ παραθηρεῖσθαι τὰς θηρευομένας κατὰ τὸν τοῦ θέρους καιρόν, ἐπεὶ πολλάκις τηνικαῦτα ὄφεσι καὶ ἐχίδναις τρεφόμεναι, διψώδεις γίνονται. φυσικῶς δὲ γινώσκουσιν, ὡς εἴγε πίνωσιν ὕδωρ πρὸς τῆς τούτων πέψεως θνήσκουσι. καὶ διὰ τοῦτο τῆς δίψης ἀνέχονται καὶ ταύτῃ ὑπερεκκαίονται. αἱ γοῦν ἐν ἐκείνῳ τῷ καιρῷ ἀναιρούμεναι δηλητηριώδεις εἰσὶ καὶ πάνυ βλαπτικαί, καὶ διὰ τοῦτο παραφυλακτέον τὴν ἐκ τούτων τροφὴν τῷ θέρει καὶ χρηστέον τῷ χειμῶνι. κατὰ γὰρ τὸν τοιοῦτον καιρὸν εὐχερῶς πέπτονται διὰ τὴν ἔνδοθεν θερμότητα.

μὴ καλῶς γὰρ πεφθέντα τὰ ἐλάφεια κρέατα παχὺν ἀπογεννῶσι χυμόν, καὶ ἐμφράξεις τῷ τε ἥπατι καὶ τῷ σπληνὶ

aber kein sehr brauchbares Blut hervor. Sie verflüssigen das Sperma und wärmen die Nieren. Die roten Pastinaken sind vorteilhafter als die blassgelben; durch die Wärme und die maßvolle Schärfe verdünnen sie auch die dicken Körpersäfte, auch wenn sie von dicker Konsistenz sind.

Ihr Samen ist vielfach harntreibend und die Menstruation anregend, wenn er mit Honig eingenommen wird. Er nützt, wie manche meinen, durch eine bestimmte Eigenart für die Schmerzen an den Schenkeln, schadet aber der Blase.

Man bereitet mit ihnen und Honig ein *dauko-meli* (Pastinaken-Honig) zu, so wie mit Rosen *rhodo-meli* (Rosen-Honig). Man fügt ihm scharfe Gewürze hinzu; so entsteht ein sehr warmes, gut verdauliches und auch für die Erkältung der Leber nützliches, Darmwinde vertreibendes und das Sperma vermehrendes Mittel.

Beginn des Epsilon

(31) Hirsche

Das Fleisch von Hirschen ist schlechtsaftig; es ist schwer verdaulich und bringt schwarze Galle hervor. Man darf die Tiere in der Zeit des Sommers kaum bejagen, da sie sich oft von Schlangen und Vipern ernähren und deshalb durstig werden: Von Natur aus erkennen sie nämlich, dass sie sterben werden, wenn sie Wasser trinken, bevor sie diese Tiere verdaut haben. Deshalb ertragen sie den Durst und werden dadurch ausgebrannt. Die Hirsche, die in jener Zeit erlegt werden, sind giftig; deshalb muss man sich davor hüten, sie im Sommer als Speise zu nutzen, und darf sie nur im Winter essen. In dieser Zeit kann man sie wegen ihrer inneren Wärme gut verdauen.

Wenn Hirschfleisch nicht gut gekocht wird, bringt es dicke Körpersäfte hervor und bewirkt Verstopfungen von Leber und Milz. Man sagt, dass ein fortwährendes und übermäßiges

ἐμποιοῦσι. λέγεται δὲ ὡς συνεχῶς καὶ ἀμέτρως ἐσθιόμενα τρομῶδες καὶ ἀκατάστατον τὸ σῶμα ἐργάζονται.

ὁ δὲ μυελὸς καὶ τὸ λίπος τὰ σκληρὰ τῶν καρκινωμάτων μαλάσσει ἐπιτιθέμενος.

τὸ δὲ κέρας ψυχρόν ἐστι καὶ ξηρόν. θυμιῶσι δέ τινες τούτῳ τὰς οἰκίας πρὸς ὄφεων ἀποδίωξιν, καὶ χρῶνται πρὸς τὰς στραγγουρίας καὶ ἐμφράξεις καὶ ἐκβολὴν τῶν ἐν τῇ γαστρὶ ἑλμίνθων. βλαπτικὸν δέ ἐστι τοῦ πνεύμονος. φασὶ δὲ ὡς τῇ δυστοκούσῃ ἐπαιωρούμενον ὀνίνησι.

τὸ δὲ ἐλάφειον αἷμα ξηρανθὲν καὶ τριβὲν πρὸς δήγματα ἰοβόλων λυσιτελεῖ μεταλαμβανόμενον.

τὰ δὲ αἰδοῖα λεαινόμενα ἢ ῥινούμενα καὶ σὺν οἴνῳ πινόμενα τοῖς ὑπὸ ἐχίδνης δηχθεῖσι βοηθεῖ.

Περὶ ἐρίφων

Τὰ τῶν ἐρίφων κρέα εὔπεπτά ἐστι καὶ σύμμετρα. ἀπογεννᾷ δὲ αἷμα λεπτὸν καὶ ὑγρόν. ὠφελεῖ δὲ τὰς θερμὰς καὶ ξηρὰς κράσεις. κρείττονες δὲ καὶ εὐχυμότεροι οἱ μήτε πάνυ νεαροὶ μήτε μείζονες. οἱ γὰρ τοὺς ἓξ μῆνας ὑπερβαίνοντες οὐδὲ κυρίως ἔριφοι ἂν κληθεῖεν ἀλλ' αἶγες. οἵ τε πυρροὶ καὶ γλαυκοὶ τῶν ἄλλων βελτίονες.

βλάπτουσι δὲ πρὸς τὰς κωλικὰς διαθέσεις. φασὶ δὲ ὡς ὁ πνεύμων αὐτῶν ἐσθιόμενος μέθης ἀποτρεπτικὸς τῇ ἡμέρᾳ ἐκείνῃ γίνεται.

Περὶ ἐρεβίνθων

Οἱ ἐρέβινθοι θερμοί εἰσι καὶ ὑγροὶ κατὰ τὴν πρώτην ἀπόστασιν, δύσπεπτοί τε καὶ περιττωματικοὶ καὶ ἀφροδισιαστικοὶ καὶ τῶν κυάμων τροφιμώτεροι, ἀποφρακτικοί τε

Essen dieses Fleisches einen unsicheren Gang und ein Zittern des Körpers verursacht.

Das Mark und das Fett (von Hirschen) erweichen die Verhärtung von Tumoren, wenn man es auflegt.

Das Horn ist kalt und trocken. Manche räuchern damit ihre Häuser aus, um Schlangen zu verscheuchen, und nutzen es bei Harnzwang und Verstopfungen und zum Vertreiben von Darmwürmern aus dem Darm. Es ist schädlich für die Lunge. Man gesagt, dass es, wenn es aufgehängt ist, für eine Frau bei einer schweren Geburt vorteilhaft ist.

Das Hirschblut, das getrocknet, zu einem Pulver zermahlen und mit einem Getränk eingenommen wird, ist nützlich gegen Wunden von Giftpfeilen.

Die pulverisierten und unbehaarten (Hirsch-)Geschlechtsteile, mit Wein getrunken, sind hilfreich gegen Bisse von Vipern.

(32) Zicklein

Das Fleisch der Zicklein ist leicht verdaulich und ausgewogen. Es bringt dünnes und feuchtes Blut hervor. Es nützt bei warmen und trockenen Körpersäfte-Mischungen. Stärker und bessersaftig sind die weder ganz jungen noch großen Tiere. Diejenigen, die sechs Monate überschritten haben, können eigentlich nicht mehr Zicklein genannt werden, sondern Ziegen. Die roten und grauen sind besser als die anderen.

Sie schaden denen, die zu Koliken neigen. Man sagt, dass jemand, der ihre Lunge isst, einen Tag lang vor Trunkenheit durch Wein bewahrt bleibt.

(33) Kichererbsen

Die Kichererbsen sind warm und feucht im ersten Grad, schwer verdaulich, schlackig, das sexuelle Verlangen steigernd und nahrhafter als Bohnen (s. 147), Verdauungsstörungen ver-

καὶ καταμηνίων ἀγωγοί. μετέχουσι δὲ ἁλυκώδους ὁμοῦ καὶ γλυκείας ποιότητος. καὶ διὰ μὲν τῆς ἁλυκώδους προτρέπουσι τὴν γαστέρα, διὰ δὲ τῆς γλυκείας διουρητικοὶ πεφύκασι. φυσώδεις τέ εἰσι καὶ γάλακτος γεννητικοί, καὶ ῥυπτικὴν ἔχουσι δύναμιν.

οἱ δὲ μέλανες φαρμάκου τόπον ἔχουσι διὰ τὴν ἐνέργειαν. διουρητικώτατοι γάρ εἰσι καὶ τῶν ἐν τοῖς νεφροῖς καὶ τῇ κύστει λίθων θρυπτικοί, οὐδὲν δὲ τῶν ὀσπρίων δύναται τοὺς λίθους θρύπτειν, ὡς οἱ ἐρέβινθοι, καὶ τούτων μάλιστα οἱ τὴν χροιὰν μέλανες καὶ τῷ μεγέθει μικροί, καὶ μᾶλλον ὁ τούτων ζωμός, ὥσπερ οὐδ' ἕτερόν ἐστιν εὑρεῖν ἐν τοῖς ὀσπρίοις βλάπτον πρὸς τὰς ἐν τῇ κύστει πληγὰς κατὰ τῶν ἐρεβίνθων ζωμόν.

οἱ δὲ ἐρυθροὶ τῶν λευκῶν θερμότεροι καὶ παχυμερέστεροι. πάντες δέ εἰσι διουρητικοί, καὶ βραχέντες ἐν ὕδατι ἐπὶ μιᾷ νυκτὶ καὶ προσλαμβανόμενοι τὰς ἕλμινθας ἐκβάλλουσι. δεῖ δὲ τὸν χρώμενον ἐπινηστεῦσαι τῇ τούτων χρήσει ὥρας ἕξ· ὡς κατάπλασμά τε ταῖς παρωτίσιν ἐπιτιθέμενοι μαλάττουσί τε καὶ διαφοροῦσι τὸν ὄγκον, ὄξει δὲ τὸ τούτων ἄλευρον φυρούμενον καὶ ψωριῶσιν ἐπαλειφόμενον λυσιτελεῖ. ὠφέλιμος δέ ἐστι ὁ τούτων ζωμὸς πρὸς ἰκτερικοὺς καὶ τὰ οὖρα λευκαίνει. δεῖ δὲ μήτε πρὸ τῆς ἄλλης τροφῆς τούτοις χρῆσθαι μήτε μετὰ τὴν τροφήν, ἀλλὰ διὰ μέσου.

οἱ δὲ μέλανες ἐρέβινθοι ἐὰν συνεψηθῶσι ῥαφανίσι καὶ σελίνῳ, ὁ τούτων ζωμὸς σὺν ἀμυγδαλελαίῳ πάνυ καθαρτικὸς γίνεται τοῖς ἐν τοῖς νεφροῖς καὶ τῇ κύστει. μετὰ δὲ κυάμου ἐσθιόμενοι σώματος εὐεξίαν καὶ λιποσαρκίαν ἐργάζονται. λέγεται δὲ περὶ αὐτῶν καὶ τοῦτο, ὡς, εἴ τις ποδαγρικὸς μέλανας ἐρεβίνθους ἑψήσει, ἄχρις ὅτου λυθῶσι καὶ μέλιτι ἐξηφρισμένῳ ἐπίσης ἐμμίξῃ καὶ μεταλάβῃ ἐπὶ τρισὶ συναπταῖς ἡμέραις, ἑκάστῃ ἡμέρᾳ λίτρας μιᾶς, κατὰ πολὺ ὠφεληθήσεται.

οἱ δὲ χλωροὶ ἐρέβινθοι φυσώδεις εἰσὶ καὶ δύσπεπτοι. τινὲς δέ φασιν, ὡς καὶ εὐχροίας τυγχάνουσι περιποιητικοί.

treibend und die Menstruation anregend. Sie haben zugleich Anteil an salziger als auch an süßer Qualität. Wegen ihrer salzigen Eigenschaft regen sie den Darm an, wegen der Süße sind sie natürlich harntreibend; außerdem sind sie blähend, den Milchfluss anregend und haben eine reinigende Wirkung.

Die schwarzen haben den Platz eines Heilmittels wegen ihrer Wirkung. Sie sind äußerst harntreibend und können Nieren- und Blasensteine auflösen. Keine der Hülsenfrüchte kann so gut Steine auflösen wie Kichererbsen, und von diesen am meisten die an Farbe schwarzen und an Größe kleinen, und insbesondere eine Abkochung aus ihnen, sodass man kaum etwas anderes unter den Hülsenfrüchten finden kann, das für die Schmerzen in der Blase so schädlich ist wie eine Abkochung von Kichererbsen.

Die roten sind wärmer und von feinerer Konsistenz als die weißen. Alle sind harntreibend und vertreiben, wenn sie eine Nacht lang in Wasser eingeweicht wurden, Darmwürmer. Derjenige aber, der sie benutzt, muss sechs Stunden vor ihrer Nutzung fasten. Wenn sie als Pflaster auf Ohrspeicheldrüsenschwellungen aufgetragen werden, erweichen sie den Tumor und lösen ihn auf. Ihr Mehl, mit Essig gemischt und aufgetragen, ist nützlich gegen Juckreiz. Nützlich ist ihr Absud für an Gelbsucht Leidende und macht den Urin hell. Man darf sie nicht vor oder nach anderen Speisen einsetzen, sondern in der Mitte des Essens.

Wenn schwarze Kichererbsen mit Rettich (s. 117) und Eppich (s. 123) gekocht werden, wirkt der Absud, gemischt mit Mandelöl (s. 3), stark abführend für die Nieren und die Blase. Mit Bohnen (s. 147) gegessen, bewirken sie eine gute Verfassung und Magerkeit des Körpers. Man sagt über sie auch, dass einem an Gicht Leidenden, der schwarze Kichererbsen kocht, bis die Schalen abfallen, sie dann mit gereinigtem Honig beträufelt und drei zusammenhängende Tage lang täglich ein Pfund zu sich nimmt, viel genützt werden wird.

Die grünen Kichererbsen sind fettig und schwer verdaulich. Manche sagen, dass sie eine gute Farbe ergeben können.

Περὶ ἐλαιῶν

Αἱ ἐλαῖαι αἱ μὲν πέπειροι συμμέτρως εἰσὶ θερμαί, αἱ δ' ἄωροι στυπτικαὶ καὶ ψυχραὶ καὶ ξηραί, γαστρὸς ῥωστικαὶ καὶ κοιλίας ἐφεκτικαί, πνεύμονος δὲ βλαπτικαί.

αἱ δὲ μέλαιναι καὶ πέπειροι εὔφθαρτοι καὶ γαστρὸς καὶ ὀφθαλμῶν πημαντικαί, πρὸς δὲ καὶ τῆς κύστεως. θερμαί τέ εἰσι τὴν κρᾶσιν καὶ ἐπὶ τὸ ξηρότερον ῥέπουσιν.

αἱ δὲ κολυμβάδες λεγόμεναι ψυχραί τέ εἰσι καὶ ξηραί, καὶ πρὸ τῶν τροφῶν σὺν γάρῳ λαμβανόμεναι προτρέπουσι τὴν γαστέρα. φασὶ δὲ καὶ ὡς εἴ τις οἴκημα ζωμῷ βρέξει ἐλαιῶν, ἀπολέσει τὰς ἐν αὐτῷ ψύλλους, καὶ μάλιστα εἰ τούτῳ προσμίξει μέρος τι κυμίνου ἀγρίου τετριμμένου.

αἱ δὲ ἐλαῖαι οὐ πλείω τριακοσίων σταδίων τῆς θαλάττης πόρρωθεν γίνονται, καὶ διὰ τοῦτο αἱ περαιτέρω τοῦ τοιούτου διαστήματος ἀπέχουσαι τῆς θαλάττης χῶραι ἐλαιῶν ἀποροῦσιν.

Περὶ ἐλαίου

Τὸ ἔλαιον θερμόν ἐστι μετρίως καὶ μᾶλλον ὑγραντικόν. τὸ δὲ ὠμοτριβές, ὅσον μετέχει στύψεως, τοσοῦτον καὶ ψυχρότητος, τὸ δὲ πεπλυμένον ἀδηκτότερόν ἐστι, τὸ δὲ παλαιόν, ὅσῳ παλαιότερον, τοσούτῳ καὶ θερμότερον καὶ διαφορητικώτερον, καὶ μάλιστα εἰ λεπτομερὲς ἐξ ἀρχῆς εἴη.

κρίνεται δὲ τοῦτο τῷ τε καθαρὸν καὶ διαυγὲς εἶναι καὶ τῷ ἐξ ὀλίγου πλεῖστον μέρος τοῦ σώματος ἀλείφεσθαι καὶ ῥᾳδίως ἀναπίνεσθαι ὑπ' αὐτοῦ. διακρίνεται δὲ τὸ ποσὸν τῆς θερμότητος καὶ ψυχρότητος τοῦ ἐλαίου τῇ γεύσει. γλυκὺ ὄν, σύμμετρόν ἐστι τῇ θερμότητι· στυφῶδες δὲ ψυχρόν. ὑπάρχει δὲ τὸ τοιοῦτον εὐστόμαχον.

(34) Oliven

Die reifen Oliven sind ausgewogen warm, die unreifen herb, kalt und trocken, den Darm festigend und Gedärme verstopfend, aber für die Lunge schädlich.

Die schwarzen und reifen (Oliven) sind leicht verderblich, schädlich für den Darm und die Augen, dazu auch für die Blase. Warm sind sie in der Körpersäfte-Mischung und neigen zur Trockenheit.

Die sogenannten *kolymbades* (»Schwimmer«, in Salzlake eingelegte Oliven) sind kalt und trocken; vor der Mahlzeit mit Garum (s. 26) eingenommen, regen sie den Darm an. Man sagt, dass das Besprühen einer Wohnstätte mit einer Abkochung aus Oliven die Flöhe in ihr abtötet, vor allem, wenn etwas zerstoßener wilder Kreuzkümmel (s. 63) hinzugefügt wird.

Die Olivenbäume wachsen nicht weiter als 30 Stadien (zu je etwa 180 m) vom Meer entfernt; deshalb sind die Regionen, die weiter als diese Strecke vom Meer entfernt liegen, frei von Olivenbäumen.

(35) Olivenöl

Das Olivenöl ist mäßig warm und mehr befeuchtend. Für das Öl der grünen Oliven gilt, je mehr Herbheit es hat, desto mehr Feuchtigkeit hat es. Das gewaschene aber ist weniger scharf, das alte ist, je älter, desto wärmer und abführender, am meisten, wenn es von Anfang an von feinerer Konsistenz ist.

Man beurteilt es danach, ob es rein und durchscheinend ist, und danach, ob man mit nur wenig einen Großteil des Körpers einölen kann und es dann von diesem leicht eingezogen wird. Man unterscheidet den Grad der wärmenden oder erkaltenden Wirkung durch Verkostung: Ist es süß, dann ist es ausgewogen in der Wärme; ist es herb, dann ist es kalt. Dieses ist dann günstig für den Magen.

ὁ δὲ τοῦ ἐλαίου τρυγίας θερμός ἐστι καὶ ξηρός, ὠφέλιμος δὲ πρὸς τὰς περὶ τὸν σπλῆνα ἐμπνευματώσεις· πλὴν βλαπτικός ἐστι πνεύμονος.

εἰ δὲ βούλεται, φησί τις, τῷ ἐλαίῳ ἀμυγδαλελαίου ἢ πιστακελαίου γεῦσιν περιθεῖναι, τὸ ἔλαιον ἑψησάτω μεθ' ὕδατος τριπλασίου αὐτοῦ ἐμβαλὼν τούτῳ ἀμύγδαλα ἢ πιστάκια τετριμμένα, καὶ ἐασάτω ἐπὶ τοῦ πυρός, ἄχρις ὅτου τὸ ὕδωρ ἀναλωθῇ. μεταλήψεται γὰρ ἱκανῶς τῆς τοῦ ἐμβαλλομένου ποιότητος.

Ἀρχὴ τοῦ ζ

Περὶ τῆς ζειᾶς

Ἡ λεγομένη ζειὰ παραπλησίαν ἔχει τῷ σίτῳ δύναμιν, μεταξὺ οὖσα τοῦ θερμαίνειν τε καὶ ψύχειν, ἠρέμα τε ξηραίνειν. ἔστι δὲ καὶ εὔπεπτος καὶ εὔχυμος, πρὸς δὲ καὶ ἐμπλαστικὴ αὐτή.

Περὶ ζινζίφων

Τὰ ζίνζιφα σύμμετρά εἰσι τῇ θερμότητι καὶ ὑγρότητι. ἰδιότητα δὲ ἔχουσι τὸ τὴν δριμύτητα καταπαύειν τοῦ αἵματος, χρηστόν τε χυμὸν ἀπογεννᾷ καὶ κενοῖ τὸ ὀρρῶδες τοῦ αἵματος.

λυσιτελεῖ δὲ τὸ τούτων ἀπόζεμα πρός τε βῆχας καὶ δυσπνοίας καὶ τὸ στῆθος καὶ τοὺς νεφροὺς καὶ τὴν κύστιν. κρείττονα δὲ τὰ μείζονα. τοιαῦτα δ' εἰσὶ τὰ Ἐδεσσηνά.

καταπαύουσί τε τὸν ἀπὸ δριμέων χυμῶν ἔμετον· πλὴν δύσπεπτά εἰσι καὶ σπληνὸς βλαπτικὰ καὶ διὰ τοῦτο κρεῖττον τῷ τούτων χρῆσθαι ἀποζέματι.

Der Bodensatz, den das Öl hinterlässt, ist warm und trocken; er ist nützlich gegen die Schwellungen der Milz, aber schädlich für die Lunge.

Wenn man dem Olivenöl den Geschmack von Mandel- oder Pistazienöl zueignen will, müsse man, so heißt es, das Olivenöl mit dreimal soviel Wasser kochen, dann das Mandel- oder Pistazienpulver hineinschütten und auf dem Feuer lassen, und zwar bis zu dem Zeitpunkt, zu dem das Wasser verdampft ist. Es wird dann das Olivenöl hinreichend viel von der Eigenschaft des Hinzugefügten aufnehmen.

Beginn des Zeta

(36) Dinkel (Spelt)

Die sogenannte *zeia* (Dinkel, Spelt) hat eine dem Weizen ähnliche Wirkung; sie ist zwischen Warm- und Kaltsein und sanftem Trocknen. Sie ist gut verdaulich und gutsaftig, dazu auch für Pflaster geeignet.

(37) Jujuben (Brustbeeren)

Die Jujuben sind ausgewogen in Wärme und Feuchtigkeit. Sie haben die Eigenschaft, die Schärfe des Blutes zu vermindern. Sie bringen einen brauchbaren Saft hervor und leeren die Dünnflüssigkeit des Blutes.

Ihre Abkochung ist nützlich gegen Husten und gegen Atemwegs-, Brust-, Nieren- und Blasenleiden. Besser sind die großen Jujuben. Solcherart sind die aus Edessa.

Sie beenden das Erbrechen, das durch beißende Körpersäfte verursacht wird. Allerdings sind sie schwer verdaulich und ungünstig für die Milz; deshalb ist es besser, einen Absud aus ihnen zu verwenden.

Περὶ ζιγγιβέρεως

Τὸ ζιγγίβερι θερμόν ἐστι κατὰ τὴν τρίτην ἀπόστασιν, ὑγρὸν δὲ κατὰ τὴν πρώτην. ὑπάρχει δὲ ἀποφρακτικὸν καὶ τροφῶν πεπτικὸν καὶ ἀφροδισιαστικὸν καὶ πνευμάτων διαφορητικόν. λυσιτελεῖ δὲ πρὸς τὰς ὑπὸ ὑγρότητος ἀμβλυωπίας, ὀξυδορκίαν ἐμποιοῦν καὶ πρὸς τὴν ψυχρότητα τῆς τε γαστρὸς καὶ τοῦ ἥπατος καὶ τοὺς γλίσχρους χυμούς.

Περὶ ζουλαπίου

Τὸ ζουλάπιον σύμμετρόν ἐστι τῇ κράσει, ῥέπει δὲ ἐπὶ τὴν ψυχρότητα, λυσιτελεῖ δὲ πρὸς τοὺς ἀπὸ πυρετῶν καύσωνας καὶ οὐ μόνον τῶν ἀπὸ ξανθῆς χολῆς ἀλλὰ καὶ τῶν ἀπὸ φλέγματος καὶ πρὸς τὰς θερμὰς γαστέρας καὶ τὴν τραχύτητα τοῦ φάρυγγος. μετὰ δὲ ψυχροτάτου ὕδατος διδόμενον τοῖς ὑπὸ καύσου πυρετοῦ ἐνοχλουμένοις τὰ μέγιστα βοηθεῖ. ῥωννύει τε τὴν γαστέρα καὶ τὰ ἔντερα καὶ ἐκκόπτει τὴν ἄμετρον τῶν καταμηνίων ῥύσιν.

Ἀρχὴ τοῦ η

Περὶ τοῦ ἡδυόσμου

Τὸ ἡδύοσμον τὸ ἄγριον, θερμόν ἐστι κατὰ τὴν τρίτην ἀπόστασιν, ξηρὸν δὲ κατὰ τὴν δευτέραν· τὸ δὲ κηπευτὸν θερμὸν κατὰ τὴν δευτέραν καὶ μάλλον τοῦ ἀγρίου, καὶ μᾶλλον μετέχει τινὸς ὑγρότητος.

ὠφελεῖ δὲ τὸ ψυχρὸν ἧπαρ καὶ τὴν γαστέρα, ῥώννυσι δὲ τὸν στόμαχον τὸν ψυχρόν, καὶ πέψιν ποιεῖ καὶ καταπαύει τόν τε ἔμετον καὶ τὸν λύγγα. λυσιτελεῖ δὲ πρὸς καρδιωγμοὺς καὶ διεγείρει τὴν ὄρεξιν. ἔστι δὲ καὶ πνευμάτων διαφορητικὸν καὶ ἑλμίνθων ἀναιρετικόν, καὶ μάλιστα ὁ τοῦ ἀγρίου ζωμός. ὑπάρχει δὲ καὶ ἀφροδισιαστικὸν καὶ τῶν ψυχρῶν νεφρῶν

(38) Ingwer

Der Ingwer ist warm im dritten Grad und feucht im ersten. Er wirkt Verstopfung beseitigend, Speisen verdauend, das sexuelle Verlangen steigernd und Darmwinde vertreibend. Er ist nützlich bei einer Augenschwäche durch Feuchtigkeit, da er die Sehschärfe erhöht, und wirkt für die Feuchtigkeit des Darms und der Leber und für die zähen Körpersäfte.

(39) Julep (süßes Mischgetränk)

Der Julep ist von ausgewogener Säfte-Mischung, neigt aber zur Kälte. Er ist nützlich für die brennenden Fieber, und zwar nicht nur die durch gelbe Galle, sondern auch durch Schleim verursachten, und für die warmen Gedärme und die Rauheit der Kehle. Mit sehr kaltem Wasser verabreicht ist er eine sehr große Hilfe bei den Qualen eines brennenden Fiebers. Er stärkt den Darm und die Eingeweide und vermindert den übermäßigen Menstruationsfluss.

Beginn des Eta

(40) Minze

Die wilde Minze ist im dritten Grad warm, im zweiten trocken; die Garten-Minze ist im zweiten Grad warm und feuchter als die wilde Minze; sie hat mehr Anteil an einer gewissen Feuchtigkeit.

Die Minze nützt der kalten Leber und dem Darm, stärkt den kalten Magen, fördert die Verdauung und beendet Erbrechen und Schluckauf. Sie ist nützlich bei Magenschmerzen und regt den Appetit an. Sie vertreibt auch Blähungen und tötet Darmwürmer ab, vor allem in Form einer Abkochung der wilden Minze. Sie steigert das sexuelle Verlangen, wärmt kalte

θερμαντικὸν καὶ τῶν παχέων χυμῶν τμητικὸν καὶ λεπτυντικόν, ἀποφρακτικόν τε τῶν ἐν τῷ ἥπατι καὶ τῷ σπληνὶ ἐμφράξεων. οὐ δεῖ δὲ κατακόρως τούτῳ χρῆσθαι, ἐπεὶ λεπτύνει τὸ αἷμα καὶ ὀρρῶδες ἐργάζεται καὶ ἀλλοιοῖ τοῦτο εἰς ξανθὴν χολήν, εἶτα παρασκευάζει τὸ λεπτότερον τοῦ αἵματος διαφορηθῆναι καὶ τὸ παχὺ καὶ μελαγχολῶδες καταλειφθῆναι, καὶ διὰ τοῦτο δεῖ τοὺς ξανθοχόλους τούτου ἀπέχεσθαι.

συντριβόμενον δὲ ἅλατι καὶ δήγματι ἐπιτιθέμενον λυσσῶντος κυνὸς ἴαμα τῷ δηχθέντι γίνεται. ξηραινόμενον δὲ καὶ τριβόμενον καὶ μετὰ μὴν τροφὴν λαμβανόμενον πρὸς τὴν πέψιν ἐνεργεῖ, καὶ τοὺς σπληνικοὺς ὀνίνησι καὶ τῇ δυστοκούσῃ βοηθεῖ σὺν οἴνῳ πινόμενον.

λέγεται δὲ καὶ ὅτι μασσώμενον καὶ ὀφθαλμιῶντι ἐπιτιθέμενον ἄκος γίνεται. φασὶ γὰρ ὡς καὶ τὸ τούτου ἀπόζεμα εὐθὺς ἰᾶται τοὺς ἀπὸ τοῦ φάρυγγος αἷμα ἀνάγοντας ἐπιφορούμενον. τὸ δὲ σπέρμα αὐτοῦ τὴν γαστέρα καθαίρει καὶ τὸν πνεύμονα βλάπτει.

Ἀρχὴ τοῦ θ

Περὶ θρύμβου

Ὁ θρύμβος θερμός ἐστι καὶ ξηρὸς κατὰ τὴν τρίτην ἀπόστασιν. ὑπάρχει δὲ τοῦ φλέγματος λεπτυντικὸς καὶ πνευμάτων διαφορητικὸς καὶ διουρητικός, καὶ τοῖς δι' ὑγρότητα ἀμβλυωποῦσιν ὀξυδορκίαν ἐμποιεῖ, συνεργεῖ τε πρὸς τὴν πέψιν τῆς τροφῆς καὶ πολλάκις κενοῖ φλέγμα καὶ μετὰ τὴν τούτου κένωσιν αὖθις ἐπέχει τὴν γαστέρα· καὶ διὰ τὸ πεπτικὸν εἶναι προσπλέκουσι ταῖς τῶν τροφῶν δυσπέπτοις τοῦτον τινές.

οὐ μόνον δὲ διαφορητικός ἐστι πνευμάτων, ἀλλὰ καὶ κωλύει τὴν τούτων γένεσιν ἔν τε τῇ γαστρὶ καὶ τοῖς ἐντέροις·

Nieren, baut dicke Körpersäfte ab und macht sie dünn; sie beseitigt Verstopfungen der Leber und der Milz. Man darf sie nicht übersättigend nutzen, da sie das Blut dünn und flüssiger macht und es zu gelber Galle werden lässt. Danach wird der dünnere Teil des Blutes ausgeschieden, der dicke Teil bleibt zurück und wird in schwarze Galle verwandelt, und deshalb müssen die Menschen mit gelber Galle darauf achten, sich von ihr fernzuhalten.

Mit Salz zerkleinert und auf den Biss eines tollwütigen Hundes aufgelegt, wird sie für den Gebissenen zu einem Heilmittel. Getrocknet, pulverisiert und nach der Speise eingenommen, regt sie die Verdauung an. Sie ist vorteilhaft für diejenigen, die an der Milz leiden, und ist nützlich bei schwierigen Geburten, wenn sie mit Wein getrunken wird.

Es heißt, dass sie, verrieben und auf leidende Augen aufgelegt, zu einem Heilmittel wird. Man sagt, dass eine Abkochung daraus sofort diejenigen heilt, die aus der Kehle hinaufgetragenes Blut auswerfen. Der Samen von ihr reinigt den Darm, schadet aber der Lunge.

Beginn des Theta

(41) Bohnenkraut

Das Bohnenkraut ist warm und trocken im dritten Grad. Es verdünnt den Schleim, zerstreut die Darmwinde, ist harntreibend, kräftigt die durch Feuchte geschwächten Augen stark, erleichtert die Verdauung der Nahrung, entleert oft den Schleim und stopft nach seiner Ausscheidung wieder den Darm. Wegen seiner günstigen Wirkung auf die Verdauung mischen Menschen mit einem schwachen Magen es unter ihr Essen.

Es vertreibt nicht nur die Darmwinde, sondern verhindert auch, dass sie sich im Darm und in den Eingeweiden neu bilden. Es erleichtert den Fluss der Menstruation. Seine Abko-

κατάγει καὶ τὰ ἔμμηνα καὶ τὸ τούτου ἀφέψημα ἐκβάλλει τοὺς ἕλμινθας· καὶ μασσώμενος λυσιτελεῖ πρὸς ὀδόντων ἄλγημα τὸ ἀπὸ ψύξεως. βλάπτει δὲ τὸν βουβῶνα καὶ ξανθὴν ἀπογεννᾷ χολήν, ἐπὶ πλεῖόν τε χρώμενος καὶ μέλαιναν, πολλάκις τε καὶ λίθους ἀπογεννᾷ ἐν τοῖς νεφροῖς.

Περὶ θύννων

Οἱ θύννοι παχύχυμοί εἰσι καὶ δύσπεπτοι καὶ μοχθηροῦ χυμοῦ γεννητικοί. φασὶ δὲ ὡς τὸ αἷμα αὐτῶν ἐπαλειφόμενον τὴν τῶν τριχῶν κωλύει ἔκφυσιν.

Ἀρχὴ τοῦ ι

Περὶ ἰχθύων

Οἱ ἰχθύες πάντες ψυχρᾶς εἰσι καὶ ὑγρᾶς κράσεως. οἱ δὲ ἐν πέτροις τρεφόμενοι τῶν ἄλλων εἰσὶν ἀμείνους, εὔπεπτοι ὄντες καὶ εὔχυμοι καὶ μετρίως ὑγραίνοντες διὰ τὸ μὴ ἔχειν σκληρὰν τὴν σάρκα. δεύτεροι δὲ τούτων εἰσὶν εἰς εὐχυμίαν οἱ πελάγιοι ἢ ἔνθα ποταμοὶ εἰσβάλλουσι διάγοντες. οἱ δὲ ἐν ἰλύι καὶ ἐν λίμναις τρεφόμενοι μοχθηροί.

σημεῖα δ' εὐχύμων ἰχθύων τὸ ἁπαλὴν ἔχειν τὴν σάρκα καὶ φολιδωτὴν καὶ μήτε γλίσχραν μήτε δυσώδη μήτε πάνυ λιπώδη καὶ τὸ μὴ τάχιον ἐν τῷ ἀέρι ἀλλοιοῦσθαι καὶ σήπεσθαι, πρὸς δὲ καὶ τὸ τὴν γεῦσιν ἔχειν ἡδεῖαν καὶ λεπτὸν τὸ δέρμα. οἱ γὰρ τοιοῦτοι καὶ εὔπεπτοί εἰσι καὶ χρηστοῦ αἵματος γεννητικοί, εἰ καὶ τὸ ἐκ πάντων τῶν ἰχθύων ἀπογεννώμενον αἷμα λεπτότερόν ἐστι τοῦ ἀπὸ τῶν χερσαίων. ὠφελοῦσι γὰρ οἱ δηλωθέντες ἰχθύες τοὺς ἀγυμνάστους καὶ τοὺς τὴν δύναμιν ἀσθενεῖς καὶ τοὺς ἀνακομιζομένους ἀπὸ νόσου. οὐδὲν γὰρ ἄλλο ὑγείας τηρητικὸν ὡς τὸ εὔχρηστον αἷμα.

chung vertreibt Darmwürmer. Wenn man es kaut, lindert es die Zahnschmerzen, die durch die Kälte entstehen. Allerdings ist es schädlich für Drüsen. Es bringt bei zu häufigem Gebrauch gelbe oder sogar schwarze Galle hervor, was oft auch zur Bildung von Steinen in den Nieren führt.

(42) Thunfische

Die Thunfische sind dicksaftig, schwer verdaulich und schlechten Körpersaft hervorbringend. Man sagt, dass ihr Blut, wenn man es aufsalbt, das Wachstum der Haare verhindert.

Beginn des Iota

(43) Fische

Die Fische sind kalt und von feuchter Körpersäfte-Mischung. Diejenigen, die an den Felsen leben, sind besser als die anderen, gut verdaulich, gutsaftig und mäßig befeuchtend, da sie kein trockenes Fleisch haben. An zweiter Stelle im Blick auf die Gutsaftigkeit sind die Fische, die im offenen Meer oder an Orten leben, wo die Flüsse ins Meer fließen. Diejenigen aber, die in Schlamm oder stehendem Wasser leben, sind schlecht.

Zeichen für gutsaftige Fische sind, dass sie zartes Fleisch und Schuppen haben und weder zäh noch schlecht riechend noch sehr fettig sind, dass die Veränderung an der Luft und das Faulen nicht rasch geschehen und dass sie einen angenehmen Geschmack und eine feine Haut haben. Fische dieser Art sind gut verdaulich und bringen gutes Blut hervor, wenn auch das Blut aller Fische schwächer ist als das der an Land lebenden Tiere. Es nützen die genannten Fische denen, die – nicht trainiert – im Blick auf ihre Kraft schwach sind und sich von einer Krankheit erholen. Nichts ist nämlich so sehr bei der Gesundheit zu beachten wie ein gut taugliches Blut.

οἱ δὲ ἐν ποταμοῖς καθαροῖς τρεφόμενοι ἰχθύες εὔχυμοι, ὥσπερ οἱ ἐν θολεροῖς καὶ ἐν οἷς εἰσβάλλουσιν ὑπόνομοι καὶ ἄχρηστοι ὕλαι κακόχυμοι καὶ περιττωματικοὶ καὶ γαστρὸς βλαπτικοί· ἀλλὰ καὶ οἱ ἐν ἀνηνέμοις τόποις διαιτώμενοι ἰχθύες οὐ χρηστοί.

καὶ οἱ μὲν θαλάττιοι ἧττον ὑγροί, οἱ δὲ ποτάμιοι τούτων πλεῖον, οἱ δὲ λιμνώδεις καὶ ἰλυώδεις πολλὴν ἔχουσι τὴν ὑγρότητα. καὶ οἱ μὲν θαλάττιοι ἰχθύες εὐπεπτότεροι καὶ δυσαναδοτώτεροι, οἱ δὲ ποτάμιοι δυσπεπτότεροι καὶ εὐαναδοτώτεροι.

λυσιτελοῦσι δὲ οἱ ἰχθύες τοῖς ξανθηχόλοις, βλάπτουσι δὲ τοὺς φλεγματικοὺς καὶ τοὺς χαῦνα ἔχοντας τὰ νεῦρα καὶ μάλιστα χειμῶνος καὶ ἐν ταῖς ψυχραῖς χώραις.

οἱ δὲ μικροὶ ἰχθύες οἱ ἐν ὕδατι καθαρῷ καὶ ῥέοντι ἐπὶ γῆς ἐρυθρᾶς καὶ ἐπὶ λίθων καὶ ἄμμου εὔχρηστοι. οἱ δὲ κητώδεις καὶ μεγάλοι δύσπεπτοι καὶ παχύχυμοι. οἱ δὲ μὴ εἰθισμένοι τὴν διὰ τῶν ἰχθύων τροφὴν πάνυ βλάπτονται ὑπ᾽ αὐτῆς, δίψαν τε ἐμποιοῦσι, καίτοι γε ψυχροὶ ὄντες καὶ ὑγροί, καὶ μάλιστα ἐν χολώδει γαστρί.

ὁ δὲ τῶν πετραίων ἰχθύων ζωμὸς προτρέπει τὴν γαστέρα. οἱ δὲ ταριχευτοὶ ἰχθύες θερμοί εἰσι καὶ ξηροὶ καὶ τῶν παχέων χυμῶν τμητικοὶ καὶ λεπτυντικοὶ καὶ μᾶλλον οἱ εὔχυμοι. οἱ δὲ σκληρόσαρκοι ταριχευόμενοι πλείονα ἐπικτῶνται τὴν μοχθηρίαν.

φασὶ δέ τινες ὡς δεῖ παραφυλάττεσθαι τὴν τῶν ταριχευτῶν ἰχθύων χρῆσιν μετὰ τὴν φλεβοτομίαν. ἀλφούς τε γὰρ πολλάκις καὶ ψῶρας ἀπογεννῶσιν. τὰς δὲ κεφαλὰς τῶν <…> ῥεῦμα ὀφθαλμῶν πολυχρόνιον ἵστησι.

Die Fische, die in klaren Flüssen leben, sind gutsaftig. Diejenigen, die in trüben Gewässern leben und solchen, in denen Abwässer und Fäkalien fließen, sind schlechtsaftig, schlackig und schaden dem Darm. Diejenigen, die sich in stehenden (windlosen) Gewässern aufhalten, sind nicht brauchbar.

Die Meeresfische sind weniger feucht, die Flussfische mehr als jene; die See- und Sumpffische haben viel Feuchte. Die Meeresfische sind besser verdaulich und werden langsamer absorbiert, die Flussfische sind weniger leicht verdaulich, werden aber besser absorbiert.

Nützlich sind die Fische für diejenigen mit gelber Galle. Sie schaden aber den Phlegmatikern und denen, die schlaffe Nerven haben, besonders im Winter und in kalten Regionen.

Die kleinen Fische, die in klarem Wasser leben, das über Betten aus roter Erde, Stein und Sand fließt, sind gut brauchbar. Die riesigen und großen Fische sind schwer zu verdauen und dicksaftig. Diejenigen, die nicht an eine Ernährung mit Fischen gewöhnt sind, erleiden viel Schaden von ihnen: Sie machen sie durstig, auch wenn sie kalt und feucht sind, besonders wenn sie zu Darmgallen neigen.

Die Brühe aus an Felsen lebenden Fischen regt den Magen an. Die eingesalzenen Fische sind warm und trocken, zerlegen dicke Körpersäfte und wirken verdünnend, und zwar besonders die gutsaftigen. Die mit dürrem Fleisch besitzen zudem Schlechtigkeit.

Manche sagen, dass man sich nach einem Aderlass vor eingesalzenen Fischen hüten muss; sie würden nämlich oft weiße Flecken auf der Haut und Krätze verursachen. Sie halten Kopf(schmerzen? *Lücke im Text*) und chronischen Ausfluss aus den Augen an.

Περὶ ἰσχάδων

Αἱ ἰσχάδες θερμαί εἰσι κατὰ τὴν πρώτην ἀπόστασιν, ὠφελοῦσι δὲ τὸ στῆθος καὶ πρὸς βῆχας. εἰσὶ δὲ καὶ διουρητικαὶ καὶ τρόφιμαι ἱκανῶς, εὐεξίαν τε σώματος ἐργάζονται καὶ πρὸ τῆς τροφῆς λαμβανόμεναι τὴν γαστέρα προτρέπουσι, πλὴν εἰ μὴ τάχιον διέλθωσι τὴν γαστέρα μοχθηρὸν αἷμα ἀπογεννῶσι, καὶ διὰ τοῦτο οἱ κατακόρως ταύτας ἐσθίοντες ψωριῶσί τε καὶ κνησμονὴ τούτοις ἐπιγίνεται.

εὔχρηστος δέ ἐστι τροφή, καὶ δηλητηρίων ἀντιφάρμακον μετὰ καρύων ἢ ἀμυγδάλων ἐσθιόμεναι. καθαίρουσι δὲ τοὺς νεφροὺς καὶ ἀποφράττουσι τό τε ἧπαρ καὶ τὸν σπλῆνα, πλὴν θερμαίνουσι καὶ δίψαν ἐμποιοῦσι καὶ ξανθὴν ἐν ταῖς θερμαῖς δηλονότι κράσεσιν ἀποτίκτουσιν χολήν, καὶ διὰ τοῦτο δεῖ τοὺς τοιαύτην ἔχοντας κρᾶσιν ἐπιπίνειν εὐθὺς ὀξυσάκχαρ μετὰ τὴν μετάληψιν τῶν τοιούτων.

μετὰ δὲ ὑσσώπου ἑψόμεναι πρὸς βῆχας χρονίους λυσιτελοῦσι καὶ τὰ τοῦ θώρακος πάθη. ἐπιτιθέμεναι δὲ ταῖς παρωτίσι καὶ τοῖς λοιποῖς ἀποστήμασι μαλάττουσι ταῦτα καὶ συμπέττουσι καὶ μάλιστα τὰ ἐν ταῖς μαλακωτέραις σαρξί. μετὰ δὲ τήλεως καὶ ὄξους τοῖς ποσὶν ἐπιτιθέμεναι ποδαγρικοὺς ὀνίνησιν οὐ μικρῶς.

Περὶ ἰντύβου

Τὸ ἴντυβον ψυχρόν ἐστι κατὰ τὴν πρώτην ἀπόστασιν, καὶ τὸ μὲν ἄγριον ξηρὸν κατὰ τὴν πρώτην, τὸ δὲ κηπευτὸν ὑγρὸν κατὰ τὴν πρώτην. εὐστόμαχον δέ ἐστι καὶ σὺν ὄξει χρώμενον μετὰ τὴν ἕψησιν τὴν γαστέρα ἐπέχει. ἔχει δὲ καὶ ἀποφρακτικὴν δύναμιν ὡς οὐδὲν ἕτερον τῶν λαχάνων, καταπαύει τε τὴν τοῦ αἵματος ζέσιν καὶ διαφορεῖ τὰς ἐν τῷ ἥπατι φλεγμονὰς καὶ ἰκτεριῶντας ὀνίνησι καί τινι ἰδιότητι τὸ ἧπαρ ῥώννυσιν. ὑπάρχει δὲ καὶ μετρίου ὕπνου ποιητικόν.

(44) Trockenfeigen (frische Feigen s. 119)

Die Trockenfeigen sind warm im ersten Grad. Sie nützen der Brust und den Lungen, sind harntreibend, nähren ganz stark, geben dem Körper eine gute Verfassung und reinigen, vor anderen Speisen eingenommen, den Magen. Wenn sie jedoch nicht zeitnah abgehen, bringen sie abgestandenes Blut hervor. Deshalb haben diejenigen, die sie ständig essen, einen Körper voller Juckreiz und Krätze.

Die Feige ist jedoch ein sehr nützliches Lebensmittel und ein Gegenmittel gegen Gifte, wenn sie mit Walnüssen (s. 49) und Mandeln (s. 3) eingenommen wird. Feigen reinigen die Nieren von Abfällen und Verstopfungen, ebenso die Leber und Milz, aber sie verursachen auch Durst und bilden bei heißen Körpersäfte-Mischungen gelbe Galle, weshalb es für Menschen mit dieser Mischung angebracht ist, direkt nach der Einnahme von ihnen ein Essig-Zucker-Gemisch einzunehmen.

Mit Ysop gekocht sind sie nützlich für chronische Husten und Oberkörper-Krankheiten. Auf Ohrspeicheldrüsenschwellungen aufgetragen, erweichen sie diese und lassen sie eitern, besonders bei Menschen mit weichem Fleisch. In einem Breiumschlag mit Bockshornklee und Essig nützen sie den Gichtleidenden nicht wenig.

(45) Endivie (Wegwarte, Zichorie)

Die Endivie ist kalt im ersten Grad, die wilde Endivie trocken im ersten Grad, die Garten-Endivie feucht im ersten Grad. Sie ist gut für den Magen und hält, mit Essig verwendet, nach dem Kochen den Magen an. Sie hat eine von Verstopfungen befreiende Wirkung wie sonst keines der Gemüse, unterdrückt die Glut des Blutes, vertreibt Leberentzündungen, ist vorteilhaft für an Gelbsucht Erkrankte und kräftigt durch eine bestimmte Eigenschaft die Leber. Sie bringt sanft den Schlaf.

φασὶ δέ τινες ὡς μετὰ τὴν φλεβοτομίαν ἢ τὴν σικύασιν σὺν ὄξει χρώμενον συντηρεῖ τὴν τοῦ ἥπατος ὑγιείαν. ἐκκόπτει δὲ σφοδρῶς τὴν τῶν ἀφροδισίων ὄρεξιν καὶ ἐλαττοῖ τὴν γονὴν ἐπὶ τῶν ψυχρὰν ἐχόντων τὴν κρᾶσιν. λυσιτελεῖ δὲ πρὸς πτύσιν αἵματος καὶ ὁ τούτου ζωμὸς πάνυ ὠφέλιμος τῷ ἥπατι. τὸ δὲ τούτου σπέρμα ὠφελεῖ τοὺς ἀπὸ ξανθῆς χολῆς πυρετούς, βλάπτει δὲ τὸν σπλῆνα.

Περὶ ἴων

Τὰ ἴα ψυχρά ἐστι κατὰ τὴν πρώτην ἀπόστασιν, ὑγρὰ δὲ κατὰ τὴν δευτέραν. ὠφελεῖ δὲ πρὸς ἐντέρων ἀλγήματα, βλάπτει δὲ τὴν καρδίαν, καταπαύει τε τὰς ἀπὸ ξανθῆς χολῆς κεφαλαλγίας πινόμενά τε καὶ ὀσφραινόμενα· κενοῖ τὴν ἐν τῇ γαστρὶ καὶ τοῖς ἐντέροις ξανθὴν χολήν. ὑγραίνει δὲ τὴν ξηρὰν κεφαλὴν καὶ ψύχει τὴν θερμὴν διὰ τῆς ὀσφρήσεως καὶ ὕπνον ἐπάγει, πλὴν τὰς ὑγρὰς κεφαλὰς ῥευματίζει.

τὸ δὲ τούτων ἀπόζεμα τὰς τοῖς παισὶν συμβαινούσας κυνάγχας καὶ ἐπιληψίας ἰᾶται. τῇ δὲ κεφαλῇ χλωρὸν ἐπιπαττόμενον μεταδίδωσι τῷ οὔρῳ παραδόξως τῆς οἰκείας ὀσμῆς. τὸ δὲ ἐκ τούτων ἔλαιον τῆς ὁμοίας ἐστὶ δυνάμεως κατά τε τὸ ψύχειν καὶ τὸ ὑγραίνειν.

φασὶ δέ τινες ὡς εἴ τις τούτῳ ἐν τῷ βαλανείῳ ἀλείφοιτο πρὸ τοῦ ἱδρῶτος, οὐκ ἄν ποτε χείη ἐν τῷ σώματι ἐξανθήματα ἢ πληγάς. λυσιτελεῖ δὲ πρὸς τὰς ἐν τοῖς καυσώδεσι πυρετοῖς κεφαλαλγίας καὶ ὀσφραινόμενον καὶ ἐπαλειφόμενον.

σκευάζεται δὲ ἐξ αὐτῶν ἰοσάκχαρον καὶ ἰοζούλαπον καὶ χρῶνται τούτοις πρὸς τὰ τοῦ θώρακος καὶ πνεύμονος πάθη.

Manche sagen, dass man nach einem Aderlass oder Schröpfen, wenn man Endivie isst, die mit Essig beträufelt wurde, eine hervorragende Gesundheit erhält. Sie hält das sexuelle Verlangen an und verringert das Sperma bei denjenigen, die eine kalte Körpersäfte-Mischung haben. Sie ist nützlich gegen das Blutspucken und ihre Abkochung ist ein wirksames Mittel für die Leber. Ihr Samen nützt gegen Fieber, die durch Galle verursacht werden, ist aber ungünstig für die Milz.

(46) Veilchen

Die Veilchen sind kalt im ersten Grad und feucht im zweiten. Sie nützen gegen Schmerzen der Eingeweide, schaden aber dem Herz, beenden Kopfschmerzen, die durch gelbe Galle verursacht werden, wenn man sie trinkt oder inhaliert. Sie leeren die gelbe Galle aus dem Magen und den Eingeweiden. Sie befeuchten den trockenen Kopf und kühlen den warmen durch ihren Geruch und führen zum Schlaf, außerdem lassen sie die (Säfte aus) feuchten Köpfen abfließen.

Ihre Abkochung heilt bei Kindern Halsbräune (Diphtherie) und Epilepsie. Frisch auf den Kopf aufgebracht, vermitteln sie ihren eigenen Geruch an den Urin, was unwahrscheinlich erscheint. Ihr Öl hat die gleiche Wirkung beim Abkühlen und Befeuchten.

Manche sagen, dass jemand, der sich im Bad vor dem Schwitzen damit einreibt, seinen Körper vor Pusteln oder Geschwüren bewahrt. Nützlich sind sie bei den Kopfschmerzen bei brennenden Fiebern, sowohl wenn sie inhaliert als auch wenn sie aufgesalbt werden.

Zubereitet werden aus Veilchen selbst auch ein Veilchen-Sirup und ein Veilchen-Julep (s. 39); diese verwendet man gegen Oberkörper- und Lungenleiden.

Ἀρχὴ τοῦ κ

Περὶ κυδωνίων

Τὰ κυδώνια ψυχρά ἐστι κατὰ τὴν πρώτην ἀπόστασιν, ξηρὰ δὲ κατὰ τὴν δευτέραν, στύφει τε καὶ ῥώννυσι τὸν στόμαχον καὶ ἐπέχει τὴν γαστέρα πρὸ τῆς τροφῆς λαμβανόμενα· καὶ τὰ οὖρα προτρέπει. κατακόρως δὲ ἐσθιόμενα δύσπεπτα γίνεται καὶ κωλικὰς ἐνίοτε ποιεῖ διαθέσεις, ἑψόμενα δὲ εὐπεπτότερα γίνεται. καὶ τὰ μὲν γλυκύτερα ἧττον στύφει, τὰ δὲ ὄξα μᾶλλον.

πρὸς δὲ καὶ ψυχρότερά ἐστι πάντα καὶ τὸν ἔμετον ἀναστέλλει. μετὰ δὲ τὴν τροφὴν χρώμενα προτρέπει τὴν γαστέρα· προσφερόμενα δὲ πρὸ τῆς τροφῆς ἐν τοῖς ψυχραῖς κοιλίαις ὀξύνει τὰς τροφάς. οὐκ ἐπὶ πάντων δὲ μετὰ τὴν τροφὴν προτρέπει τὴν γαστέρα, ἀλλ' ἐφ' ὧν μὲν ἀσθενὴς ἡ καθεκτικὴ δύναμις τῆς γαστρός. ἰσχυρὰ δὲ ἡ ἐκκριτική. ἐπὶ δὲ πότῳ μασσώμενα κωλύει τὸν ἐκ τοῦ οἴνου ἀτμὸν ἀναδίδοσθαι τῇ κεφαλῇ.

λέγεται δὲ ὡς εἴ τις ἔγκυος ταῦτα συνεχέστερον ἐσθίει, εὐφυέστατον ἔσται τὸ ἐξ αὐτῆς παιδίον καὶ πονηρόν. τὸ δ' ἐξ αὐτῶν σκευαζόμενον κυδωνάτον εὐστόμαχόν ἐστι καὶ ἥπατος ῥωστικόν.

Περὶ κερασίων

Τὰ κεράσια ψυχρά ἐστι καὶ ὑγρὰ καὶ γαστρὸς ὑπακτικά. ἔστι δὲ καὶ κακοστόμαχα καὶ ὑγρᾶς γαστρὸς βλαπτικά, καὶ μάλιστα τὰ ἄωρα. ὠφέλιμα δὲ ταῖς θερμαῖς καὶ ξηραῖς κράσεσι. τὸ δὲ τοῦ δένδρου κόμμι λαμβανόμενον μετ' οἴνου λιθιῶντας ὀνίνησι.

Beginn des Kappa

(47) Quitten

Die Quitten sind kalt im ersten Grad und trocken im zweiten. Sie wirken herb auf den Magen und stärken seine Haltung. Wenn sie vor anderen Lebensmitteln gegessen werden, ziehen sie den Magen zusammen und regen Urin an. Wenn sie regelmäßig gegessen werden, sind sie schwer verdaulich und verursachen manchmal Koliken. Gekocht sind sie besser verdaulich. Die süßeren Quitten sind weniger verstopfend, die sauren mehr.

Aufgrund ihrer Kälte halten sie alle das Erbrechen auf, und nach dem Verzehr anderer Lebensmittel wird der Magen entleert. Sie werden vor dem Essen gegessen und festigen es. Auch wenn sie nach anderen Speisen gegessen werden, entspannen sie den Magen nur bei Menschen, die einen geschwächten Darm haben. Wenn die Tendenz des Darms, sich zu entleeren, stark ist, braucht es eine Menge Quitten, um sie zu reduzieren. Nach dem Trinken eingenommen, verhindern sie, dass die Weindämpfe zum Kopf aufsteigen.

Man sagt, wenn eine schwangere Frau sie ohne Unterbrechung isst, bringe sie ein sehr intelligentes und aktives Kind zur Welt. Das Kompott, das mit Quitten zubereitet wird, ist gut für den Magen und stärkt die Leber.

(48) Kirschen

Die Kirschen sind erfrischend und durstlöschend; sie machen den Stuhlgang weicher, sind ungünstig für den Magen und schlaffe Bäuche und besonders für diejenigen, die nicht gut verdauen können. Sie sind nützlich für heiße und trockene Körpersäfte-Mischungen. Der Saft (Gummi) des Kirschbaums, in Wein aufgesaugt, soll denen Erleichterung bringen, die an Steinen leiden.

Περὶ καρύων

Τὰ κάρυα τὰ μὲν χλωρὰ θερμά ἐστι κατὰ τὴν πρώτην ἀπόστασιν τὰ δὲ ξηρὰ θερμὰ κατὰ τὴν δευτέραν. ἔστι δὲ τὰ χλωρὰ γαστρὸς προτρεπτικά, καὶ διὰ τοῦτο χρῶνται αὐτοῖς σὺν γάρῳ πρὸ τῆς τροφῆς. εἰσὶ δὲ τῶν ἀμυγδάλων εὐπεπτότερα. τὰ δὲ ξηρὰ τῷ στόματι ἐμποιεῖ φλεγμονὰς καὶ πληγάς. εὐστομαχώτερα δὲ γίνεται σὺν ἰσχάσιν ἐσθιόμενα. φασὶ δὲ τὸν ἐσθίοντα ἰσχάδας μετὰ καρύων καὶ πηγάνου πρὸ τῶν σιτίων, μηδὲν ὑπὸ θανασίμων φαρμάκων μέγα βλάπτεσθαι. καὶ ἐν μὲν τοῖς ψυχροῖς στομάχοις εὐχερῶς τὰ κάρυα πέττεται, ἐν δὲ τοῖς θερμοῖς ἀλλοιοῦται εἰς χολώδη χυμὸν καὶ φάρυγγος ποιεῖ ἀλγήματα καὶ κεφαλαλγίαν, καὶ πρὸς βῆχάς ἐστι βλαβερά. πρὸ δὲ τῆς ἄλλης τροφῆς ἐσθιόμενα πρὸς ἔμετον συνεργεῖ. κατακόρως δὲ χρώμενα ἐκβάλλειν εἴδομεν τὰς ἕλμινθας. καὶ πρὸς τοὺς ὀδαξισμοὺς τῶν ὀδόντων λυσιτελεῖ.

Περὶ κολοκυνθῶν

Ἡ κολοκύνθη ψυχρά ἐστι καὶ ὑγρὰ κατὰ τὴν δευτέραν ἀπόστασιν, εὔπεπτός τε καὶ εὔχυμος καὶ οὐ πάνυ τρόφιμος, δίψους τε παυστικὴ καὶ διουρητικὴ καὶ γαστρὸς προτρεπτική. λυσιτελεῖ δὲ ταῖς ξηραῖς καὶ θερμαῖς κράσεσι καὶ καταπαύει τὰς φλεγμονὰς τῆς τε γαστρὸς καὶ τοῦ ἥπατος. βλάπτει δὲ τοὺς φλεγματικοὺς καὶ πρὸς τὰς κωλικὰς διαθέσεις.

εἰ δὲ μοχθηροῖς ἐν τῇ γαστρὶ ἐντύχῃ χυμοῖς, φθείρεται καὶ κακόχυμος γίνεται. ἐκκόπτει δὲ τὴν τῶν ἀφροδισίων ὄρεξιν καὶ ἐλαττοῖ τὴν γονήν. τὸ δὲ ἐξ αὐτῆς γεννώμενον αἷμα λεπτόν ἐστι τὴν σύστασιν. ὠφελεῖ δὲ τὸν θώρακα καὶ πνεύμονα καὶ κύστιν. τῶν δὲ ξυσμάτων αὐτῆς ὁ χυλὸς πρὸς ὦτα φλεγμαίνοντα ἁρμόττει σὺν ῥοδίνῳ ἐπιτιθέμενος, καὶ ὅλη δὲ καταπλαττομένη τὰς θερμὰς ψύχει φλεγμονάς.

(49) Walnüsse

Die grünen Walnüsse sind im ersten Grad wärmend, die trockenen im zweiten Grad. Wenn sie frisch sind, regen sie den Stuhlgang an und werden daher vor anderen Lebensmitteln mit Garum (s. 26) gegessen. Allerdings sind sie besser verdaulich als Mandeln. Trockene Walnüsse verursachen Mundentzündungen und Pusteln. Gegessen mit Trockenfeigen (s. 44) sind sie sehr gut für den Magen. Einige behaupten, dass, wer Trockenfeigen vor der Mahlzeit mit Walnüssen und Weinraute (s. 105) isst, jeglichen Schaden durch tödliche Gifte verhindert. In kalten Mägen werden die Walnüsse leichter verdaut, in heißen verursachen sie Gallenflüssigkeit, Rachengeschwüre und Kopfschmerzen und sind schädlich, wenn man sie abhustet. Wenn sie vor anderen Speisen eingenommen werden, lösen sie Erbrechen aus. Wir wissen, dass ein längerer Gebrauch von Walnüssen die Darmwürmer vertreibt. Stechende Schmerzen in den Zähnen werden durch Walnüsse gelindert.

(50) Koloquinten

Die Koloquinte ist kalt und feucht im zweiten Grad, gut verdaulich, gutsaftig und nicht sehr nahrhaft; sie beendet den Durst, ist harntreibend und regt den Darm an. Sie ist nützlich für die trockenen und warmen Körpersäfte-Mischungen und beendet die Entzündungen in Darm und Leber. Sie schadet den Phlegmatikern und denen mit Veranlagung zu Koliken.

Wenn sich noch einige schlechte Säfte im Magen befinden, wird sie verdorben und schlechtsaftig. Sie hält das sexuelle Verlangen an und verringert das Sperma. Das Blut, das sie hervorbringt, ist von einer leichten Konsistenz. Sie nützt für den Oberkörper, die Lunge und die Blase. Der Saft der Stängel, gemischt mit Rosenöl, hilft bei Entzündungen der Ohren, und die ganzen Stängel erfrischen als Pflaster die von brennenden Entzündungen betroffenen Stellen.

Περὶ καστάνων

Τὰ κάστανα, ἃ καὶ Διὸς βάλανοι ὀνομάζονται, θερμά ἐστι καὶ ξηρὰ κατὰ τὴν πρώτην ἀπόστασιν, τροφὴν δὲ δαψιλῆ παρέχει τῷ σώματι καὶ βραδυπόρα ἐστὶ καὶ δύσπεπτα, παχύχυμά τε καὶ κεφαλαλγικὰ καὶ φυσώδη καὶ γαστρὸς ἐφεκτικὰ καὶ κωλικῶν νοσημάτων γεννητικά. ὀπτώμενα δὲ τὸ πολὺ τῆς βλάβης ἀποτίθεται ὡσαύτως καὶ ξηραινόμενα.

Περὶ κράμβης

Ἡ κράμβη θερμή ἐστι καὶ ξηρὰ κατὰ τὴν πρώτην ἀπόστασιν, κακόχυμός τε καὶ μελαγχολικοῦ χυμοῦ γεννητική, ὄψιν τε ἀμβλύνει καὶ ἐναντίοις ὀνείροις καθ' ὕπνους θορυβεῖ. ὁ δὲ ταύτης χυλὸς ἔχει τι καθαρτικόν, αὐτὸ δὲ τὸ σῶμα τὴν γαστέρα ἐπέχει καὶ διὰ τοῦτο ἐφ' ὧν ὑγραινομένην γαστέρα ξηρᾶναι βουλόμεθα, μετρίως ἕψοντες αὐτὴν καὶ τὸ πρῶτον ὕδωρ ἐκχέοντες, ἐμβάλλομεν εὐθέως ἑτέρῳ θερμῷ ζέοντι. οὐ δεῖ γὰρ ψαύειν οὔτ' ἀέρος οὔτε ψυχροῦ ὕδατος τὸ δὶς ἑψόμενον.

ἡ δὲ θερινὴ κράμβη κακοχυμωτέρα τῆς χειμερινῆς. ἔστι δὲ καὶ διουρητικὴ καὶ ἑλμίνθων ἀναιρετική, καὶ τοῖς ἀπὸ οἴνου κραιπαλῶσι λυσιτελεῖ. λέγεται δὲ ὡς τὰς ἀπὸ ὑγρότητος ἀμβλυωπίας ἰᾶται. μετὰ δὲ πιμελώδους κρέατος ἑψομένη τὸ πολὺ τῆς βλάβης ἀφαιρεῖται.

τὸ δὲ ταύτης σπέρμα ἰδιότητί τινι φθείρει τὴν γονὴν τῇ ὑστέρᾳ ἐπιτιθέμενον καὶ κωλύει συλλαβεῖν τὰς γυναῖκας. βλάπτει δὲ τὸν πνεύμονα. φασὶ δὲ καὶ ὡς πρὸ τῆς ἄλλης τροφῆς λαμβανομένη κωλύει τὴν μέθην, καὶ ὡς ὁ ταύτης χυλὸς σὺν μέλετι λαμβανόμενος μεγάλως τὰς ἐπισυμβαινούσας ἀφωνίας ὀνίνησιν.

(51) Esskastanien

Die Esskastanien, die auch Zeus-Nüsse genannt werden, sind warm und trocken im ersten Grad. Sie versorgen den Körper mit einer substanziellen Nahrung, die den Darm langsam passiert und nicht leicht verdaulich ist. Sie bringen dicke Körpersäfte hervor, Kopfschmerzen, Blähungen, Darmverstopfungen und Koliken mit Unwohlsein. Wenn sie gut geröstet und getrocknet werden, verlieren sie viele ihrer Nachteile.

(52) Kohl

Der Kohl ist warm und trocken im ersten Grad. Er erzeugt eine mangelhafte und mit schwarzer Galle beladene Stimmung, vermindert die Sehschärfe und stört den Schlaf durch lästige Träume. Sein Saft hat eine abführende Wirkung, aber sein fester Teil hält den Fluss des Magens an. Deshalb schüttet man, wenn man fließende Därme austrocknen will, das erste Wasser weg, in dem das Kraut ein wenig gekocht wurde, und gießt dann so schnell wie möglich ein zweites Wasser darüber, während es noch heiß ist. Bei diesem doppelten Kochen darf der Kohl nicht mit der Luft oder mit kaltem Wasser in Berührung kommen.

Der Kohl ist im Sommer ungünstiger als im Winter. Er ist harntreibend, tötet Darmwürmer und vertreibt die Trunkenheit vom Wein. Es wird gesagt, dass er die Schwächung der Sehkraft durch Feuchtigkeit vertreibt. Mit fettem Fleisch gekocht, verliert er viele seiner Nachteile.

Sein Samen verdirbt aufgrund einer besonderen Eigenschaft, wenn er auf die unteren Teile des Bauches aufgetragen wird, das Sperma und verhindert die Empfängnis bei Frauen. Er ist nicht gut für die Lunge. Kohl, der vor anderen Speisen gegessen wird, soll Rauschzustände verhindern, und sein Saft, der mit Honig aufgenommen wird, stellt die Stimme wieder her, selbst wenn sie fast erloschen ist.

ἐπιτιθεμένη τε τραύμασι ταῦτα συγκολλᾷ καὶ τὰ τῶν ἑλκῶν κακοήθη καὶ τὰς σκιρρωθείσας ἰᾶται φλεγμονάς.

Περὶ κωναρίων

Τὰ κωνάρια ἤτοι οἱ στρόβιλοι. ὁ τοιοῦτος καρπὸς θερμός ἐστι κατὰ τὴν δευτέραν ἀπόστασιν, ξηρὸς δὲ κατὰ τὴν πρώτην, τρόφιμός τε τυγχάνει ἱκανῶς καὶ παχύχυμος καὶ δύσπεπτος καὶ καρηβαρικός, χρηστόν τε αἷμα ἀπογεννᾷ. καὶ τὰς ἐν τῷ θώρακι λεαίνει τραχύτητας. ὠφελεῖ δὲ πρὸς τὰς ἐν κύστει πληγὰς καὶ τὰς ἐν τῇ γαστρὶ καὶ τοῖς νεφροῖς δριμύτητας, καὶ πρὸς βῆχας χρονίας καὶ πνεύμονος ὑγρὰ πάθη καὶ τοὺς ἐμπυικούς. μετὰ δὲ μέλιτος ἢ ἀσταφίδων χρώμενος εὐπεπτότερος γίνεται καὶ τῇ γονῇ προστίθησι. λυσιτελεῖ δὲ καὶ πρὸς διαθέσεις τρομώδεις.

Περὶ κινάρων

Ἡ κινάρα κακόχυμόν ἐστι ἔδεσμα καὶ μάλιστα ὅταν σκληροτέρα εἴη. ἀπογεννᾷ δὲ χολώδη χυμὸν καὶ τὴν οὐσίαν ἔχει ξυλωδεστέραν, ὥστε ἐκ μὲν ταύτης μελαγχολικὸν γεννᾶσθαι χυμόν, ἐκ δὲ τοῦ κατ' αὐτὴν χυλοῦ λεπτὸν καὶ πικρόχολον. ἄμεινον οὖν εἰ δεήσῃ τὰς νεωτέρας ἐσθίειν ἀλλὰ καὶ τούτων τὸ ἔνδον διὰ τὸ ἁπαλώτερον.

Περὶ κίτρων

Ὁ μὲν φλοιὸς θερμός ἐστι καὶ ξηρὸς κατὰ τὴν πρώτην ἀπόστασιν ἐπιτεταμένην. ἡ δὲ σὰρξ ψυχρά ἐστι κατὰ τὴν δευτέραν. τὸ δὲ ἔνδον ὀξῶδες ψυχρὸν καὶ ξηρὸν κατὰ τὴν τρίτην· τὸ δὲ σπέρμα θερμὸν καὶ ὑγρὸν κατὰ τὴν δευτέραν, καὶ ἡ

Auf Wunden aufgelegt, zieht Kohl das Fleisch zusammen. Er reinigt bösartige Geschwüre und heilt verhärtete Entzündungen.

(53) Pinienkerne

Die Pinienkerne, also die Pinienzapfen. Die Frucht dieser Art ist warm im ersten Grad und trocken im zweiten. Sie liefert einen ziemlich essbaren Teil, der einen dicken, schwer verdaulichen Saft abgibt; er beschwert den Kopf, aber bringt eine gute Qualität von Blut hervor. Die Frucht lindert schmerzhafte Oberkörper-Rauheiten und nützt bei Blasen- und Magenverletzungen, stechenden Nieren, chronischem Husten, kühlenden Lungenerkrankungen und Geschwüren. Mit Honig oder Rosinen ist sie leichter verdaulich, vermehrt das Sperma und tut Menschen gut, die zum Zittern neigen.

(54) Artischocken

Die Artischocke ist eine schlechtsaftige Speise, besonders wenn sie hart geworden ist. Sie erzeugt einen galligen Saft und ihre Substanz, weil zu holzig, verursacht die Bildung von schwarzer Galle. Ihr wässriger Extrakt wirkt schlank machend und führt zur Ausscheidung von bitterer Galle. Am besten isst man nur die jungen Artischocken und hält sich an das zarte Innere.

(55) Zitronatzitronen

Die Schale (der Zitronatzitronen) ist warm und trocken im Bereich des ersten Grades. Das Fruchtfleisch ist kalt im zweiten Grad. Das Innere ist sauer, kalt und trocken im dritten Grad. Die Samen (Kerne) sind warm und feucht im zweiten Grad. Ihr Fruchtfleisch

μὲν τούτων σὰρξ δύσπεπτός ἐστι καὶ φλέγματος παχέος γεννητική, καὶ διὰ τοῦτο σὺν μέλιτι εἴωθεν ἐσθίεσθαι.

ὁ δὲ φλοιὸς συνεργεῖ περὶ τὴν πέψιν τῆς τροφῆς καὶ πρὸς τὸν μελαγχολικὸν χυμὸν καὶ τὰς ἐκ τούτου ἀθυμίας λυσιτελεῖ. εὐστόμαχον δέ ἐστι εἴ τις αὐτῷ μετρίως χρήσαιτο. ἀμέτρως γὰρ χρώμενος δύσπεπτος γίνεται.

τὸ δὲ σὺν μέλιτι καὶ ἀρτύμασι σκευαζόμενον, διακιτρίον ὀνομαζόμενον, θερμαίνει τὴν γαστέρα καὶ τὴν ἐν αὐτῇ ὑγρότητα ῥύπτει καὶ τὴν τροφὴν πέττει. τὸ δὲ ἄνευ ἀρτυμάτων σκευαζόμενον δύσπεπτόν ἐστι. τὸ δὲ τῶν κίτρων σπέρμα ἀντιφάρμακόν ἐστι πρὸς τὰ δηλητήρια καὶ τὰ τῶν ἰοβόλων δήγματα, μάλιστα δὲ τοὺς σκορπιοδήκτους ὀνίνησι. καὶ πινόμενον καὶ ἐπιτιθέμενον καταμηνίων ἐστὶν ἀγωγόν, τῶν δὲ ἐν τῇ μήτρᾳ ἐμβρύων ἐκτρωτικόν. τὸ δὲ ἐν αὐτοῖς ὀξῶδες τὴν ξανθὴν σφοδρῶς καταπαύει χολήν.

θαυμαστὸν δέ, ὅτι ὁ θερμὸς ἄρτος τοῖς κίτροις ἐπιτιθέμενος, τάχιον σήπεσθαι ποιεῖ. φασὶ δὲ ὡς καὶ διὰ νυκτὸς χρώμενον ὀφθαλμῶν λόξωσιν ἐμποιεῖ.

Περὶ καρδάμων

Τὰ κάρδαμα θερμά ἐστι καὶ ξηρά. τέμνει δὲ τοὺς φλεγματικοὺς καὶ παχεῖς χυμούς. διὰ τοῦτο μίγνυται τοῖς ἀσθματικοῖς βοηθήμασι καὶ θερμαίνει σφοδρῶς. τὸ δὲ τούτων σπέρμα δυναμικώτερόν ἐστι πρὸς τὰς τοιαύτας ἐνεργείας.

Περὶ καππάρεως

Ἡ κάππαρις θερμή ἐστι καὶ ξηρὰ κατὰ τὴν δευτέραν ἀπόστασιν. σύγκειται δὲ ἀπὸ διαφόρων ποιοτήτων, ἔκ τε πικρότητος, δι᾽ ἧς ῥύπτει καὶ καθαίρει καὶ τέμνει, καὶ ἐκ δριμείας, δι᾽ ἧς θερμαίνει καὶ διαφορεῖ καὶ λεπτύνει, καὶ ἐκ στυφώ-

ist schwer verdaulich und bringt dicken Schleim hervor. Deshalb wird es gewöhnlich mit Honig zusammen gegessen.

Die Rinde hilft bei der Verdauung der Nahrung und ist gegen den schwarzgalligen Saft und die daraus kommenden Mutlosigkeiten (Melancholie). Ihr mäßiger Gebrauch ist sehr gut für den Magen, aber ihr Übermaß ist schädlich für ihn.

Die Zubereitung von Zitronatzitrone mit Honig und Gewürzen, *diakitrion* genannt, wärmt den Magen, entzieht ihm Flüssigkeit und erleichtert die Verdauung der Nahrung. Ohne Gewürze sind Zitronatzitronen schwer zu verdauen. Die Samen sind ein nützliches Gegenmittel gegen Gifte und Wunden von Giftpfeilen, besonders gegen Bisse von Skorpionen. In Getränken oder in der Anwendung fördern sie den Fluss des Menstruationsblutes, sind aber schädlich für den Fötus in der Gebärmutter. Die Säure der Zitronatzitrone verursacht einen starken Fluss von gelber Galle.

Es ist erstaunlich, dass Zitronatzitronen, die auf heißes Brot aufgetragen werden, dieses schneller schlecht werden lassen. Es wird behauptet, dass sie die Augen der Menschen, die sie die Nacht über einnehmen, schiefsichtig macht.

(56) Kardamomen

Die Kardamomen sind warm und trocken. Sie zerlegen die schleimigen und dicken Körpersäfte. Deshalb werden sie den Hilfsmitteln für Asthmatiker beigemischt und wärmen sehr. Ihr Samen ist recht kraftvoll für die derartigen Wirkungen.

(57) Kaper

Die Kaper ist warm und trocken im zweiten Grad. Sie ist von vielfältigen Eigenschaften gekennzeichnet: von ihrer Bitterkeit, durch die sie wärmt, reinigt und schneidet, von ihrer Schärfe, durch die sie wärmt, zerlegt und erleichtert, und von

δους, δι' ἧς συνάγει καὶ σφίγγει, καὶ διὰ τοῦτο σπλῆνας σκιρρώδεις εἴπερ τι ἄλλο ὀνίνησι, καὶ μεταλαμβανομένη καὶ καταπλασσομένη δι' ὄξους ἢ ὀξυμέλιτος. κινεῖ δὲ καὶ καταμήνια καὶ πρὸς ὀδόντων πόνους ὠφελεῖ σὺν οἴνῳ ἑψομένη ἢ ὄξει· καὶ ὁ μὲν ταύτης φλοιὸς περὶ ταῦτα ἰσχυρώτερος. ἀσθενέστερα δὲ τά τε φύλλα καὶ ὁ καυλὸς καὶ ὁ καρπός. μαλάσσει τε ὁ μὲν τὴν τῶν χοιράδων σκληρότητα, ὁ δὲ τούτων χυλὸς ἀναίρει τοὺς ἐγγινομένους τοῖς ὠσὶ σκώληκας.

ἐν ὄξει δ' ἐντεθεῖσα ἀποφρακτικὴ γίνεται τῶν ἐν τῷ ἥπατι καὶ σπληνὶ ἐμφράξεων. ὠφελεῖ δὲ μάλιστα τὸν σπλῆνα ἰδιότητί τινι καὶ ἰσχιαδικοὺς ὀνίνησι. βλάπτει δὲ τοὺς νεφροὺς καὶ τὴν κύστιν.

Περὶ κρομμύων

Τὰ κρόμμυα θερμά ἐστι καὶ ξηρὰ κατὰ τὴν τετάρτην ἀπόστασιν, ὑγρὰ δὲ κατὰ τὴν τρίτην. ἡ δὲ τούτων οὐσία παχυμερής. ἔστι δὲ διουρητικὰ καὶ γονῆς γεννητικὰ καὶ πρὸς τροφῆς ὄρεξιν διγερτικά. πέφυκε δὲ καὶ κεφαλαλγικὰ καὶ κακοστόμαχα, ὥς δέ τινές φασι καὶ αὐτοῦ τοῦ λογιστικοῦ βλαπτικά. ἑψόμενον δὲ τὸ κρόμμυον τὴν πλείονα βλάβην ἀποβάλλεται καὶ ὠφέλιμον γίνεται πρός τε τὰς τοῦ θώρακος τραχύτητας καὶ τὰς βῆχας· τάς τε αἱμορροΐδας ἀναστομοῖ ἐπιτιθέμενον καὶ σὺν ὄξει καταχριόμενον τοὺς ἀλφοὺς ἀπορρύπτει· εἰ δὲ καὶ παχυμερές ἐστι τὴν οὐσίαν, ὅμως λεπτύνει τοὺς παχεῖς καὶ γλίσχρους χυμούς· ἐμπνευματοῖ δὲ τὴν γαστέρα. εἰ δέ τις τούτῳ συνεχέστερον χρήσοιτο, σπληνικοῖς περιπεσεῖται πάθεσιν.

Περὶ κιναμώμου

Τὸ κινάμωμον τὸ μὲν ἄριστον τῆς τρίτης ἐστὶ τάξεως τῶν θερμαινόντων καὶ ξηραινόντων, τὸ δὲ ἧττον τῆς δευτέρας. πάνυ

ihrer Herbheit, durch die sie zusammenfügt und -zieht; und deretwegen wird sie auch bei verhärteter Milz, wenn etwas anderes nützt, eingenommen oder aufgelegt, entweder mit Essig oder mit Honigessig. Sie regt den Menstruationsfluss an und nützt bei Zahnschmerzen, wenn sie in Wein oder Essig gekocht wird. Ihr Umschlag ist sogar noch aktiver. Die Stiele, Blätter und Früchte der Kapern haben weniger Wirkung. Kapern mildern die skrofulösen Verhärtungen. Ihr Saft tötet die Würmer ab, die in die Ohren gelangen.

In Essig eingelegt, wird sie zu einem Schutzmittel für die Verhärtungen in der Leber und der Milz. Sie nützt aufgrund einer besonderen Eigenschaft der Milz und hilf den Hüftleidenden. Sie schadet den Nieren und der Blase.

(58) Zwiebeln

Die Zwiebeln sind warm und trocken im vierten Grad und feucht im dritten. Ihre Substanz ist kompakt. Sie sind harntreibend, regen das Sperma an und wecken den Appetit. Sie verursachen aber Kopfschmerzen und sind schlecht für den Magen, sodass manche Leute sagen, sie seien auch für das Denkvermögen selbst schädlich. Gekocht verlieren sie die meisten ihrer Mängel. Sie helfen dann bei Oberkörper-Rauheiten und Husten. Aufgelegt wirken sie abschwellend bei Hämorrhoiden und in Essig gelöst bei weißen Flecken auf der Haut. Wenn sie von dicker Konsistenz sind, verringern sie die dicken und zähen Körpersäfte. Sie lassen den Magen anschwellen. Wenn jemand sie zu lange gebraucht, wird er zu Milzleiden gelangen.

(59) Zimt

Der beste Zimt ist warm und trocken im dritten Grad, der weniger gute im zweiten. Er ist ganz feinteilig und nichts von dem,

δέ ἐστι λεπτομερὲς καὶ οὐδὲν οὕτως ξηραίνει τῶν ἐξ ἴσου θερμαινόντων αὐτῷ. καθαίρει δὲ τὸν στόμαχον καὶ πρὸς τὰς ὑπὸ ὑγρότητος βῆχας λυσιτελεῖ. θερμαίνει τε τὸ ἧπαρ καὶ τὴν γαστέρα καὶ ξηραίνει τὰς ἐν τῇ κεφαλῇ καὶ τῇ κοιλίᾳ ὑγρότητας.

ἄριστον δὲ τὸ λεγόμενον μούσουλον, τὸ ἀπὸ Μουσούλου πόλεως. εἰσὶ δὲ κιναμώμων εἴδη ἑπτά, ὀνομαζόμενα ἀφ' ὧν γίνονται χωρῶν, περὶ ὧν διεξιέναι τοῦ προκειμένου ἀνοίκειον σκοποῦ. ἔστι δὲ πάντα εὐστόμαχα καὶ τροφῆς πεπτικὰ καὶ τοῦ φλέγματος λεπτυντικά, διουρητικά τε καὶ ἀποφρακτικά, καὶ καταμηνίων ἀγωγὰ καὶ ἐμβρύων ἐκτρωτικὰ πινόμενά τε καὶ σὺν σμύρνῃ τῇ ὑστέρᾳ ἐπιτιθέμενα.

πέφυκε δὲ καὶ ἀντιφάρμακα πρός τε τὰ τῶν ἰοβόλων δήγματα καὶ τὴν τῶν δηλητηρίων μετάληψιν· ἀλφούς τε καθαίρει σὺν μέλιτι ἐπαλειφόμενα καὶ πρὸς ὑδρωπικὰ πάθη καὶ ψύξεις νεφρῶν λυσιτελεῖ. καὶ διὰ τοῦτο δεῖ τοὺς ψυχροὺς καὶ ὑγροὺς τὴν κρᾶσιν προσπλέκειν τοῦτο ταῖς οἰκείαις τροφαῖς. βλάπτει δὲ τὴν κύστιν.

Περὶ καρυοφύλλων

Τὸ καρυόφυλλον θερμόν ἐστι καὶ ξηρὸν κατὰ τὴν δευτέραν ἀπόστασιν. τινὲς δὲ καὶ ἐν τῇ τρίτῃ αὐτὸ τεθείκασιν. ἔστι δὲ δένδρου καρπός. ὠφελεῖ δὲ τὸν στόμαχον καὶ ἧπαρ καὶ τὴν καρδίαν, καταπαύει τε τὴν ἀπὸ ὑγρότητος ναυτίαν, βλάπτει τε τὰ ἔγκατα.

Περὶ καρναβαδίου

Τὸ καρναβάδιον θερμόν ἐστι καὶ ξηρὸν κατὰ τὴν τρίτην ἀπόστασιν. ἐπιτήδειον δέ ἐστι πρὸς πέψιν τροφῆς καὶ πνευ-

was gleich gut erwärmen kann, vermag so gut zu trocknen. Er reinigt den Magen und hilft bei Husten, der durch Feuchtigkeit verursacht wird. Er erwärmt die Leber und den Magen und trocknet die Flüssigkeiten im Kopf und Bauch aus.

Der beste Zimt ist der sogenannte *musulon*, nach der Stadt Musulon benannt, aus der er stammt. Es gibt nämlich sieben Zimtsorten, die nach den Regionen benannt sind, aus denen sie stammen, aber es wäre fehl am Platz, sie im vorliegenden Rahmen zu erörtern. Alle sind gut für den Magen, erleichtern die Verdauung der Nahrung, vermindern den Schleim, sind harntreibend, beseitigen Verstopfungen, regen den Menstruationsfluss an und helfen bei der Geburt, wenn sie als Getränk eingenommen oder mit Myrrhe auf die Gebärmutter aufgetragen werden.

Sie werden auch als Gegenmittel gegen Wunden von Giftpfeilen und gegen die Einnahme von Giften eingesetzt. Sie reinigen als mit Honig gemischte Salben weiße Flecken auf der Haut und heilen hydropische Krankheiten und Nierenleiden aufgrund von Kälte. Menschen, deren Körpersäfte-Mischung kalt und feucht ist, tun gut daran, etwas Zimt zu ihren üblichen Gerichten hinzuzufügen. Er schadet aber der Blase.

(60) Nelken

Die Nelke ist warm und trocken im zweiten Grad; manche haben sie auch in den dritten Grad gesetzt. Sie ist die Frucht eines Baums, nützt dem Magen, der Leber und dem Herzen. Sie beendet die Übelkeit aus Feuchtigkeit, schadet aber den Eingeweiden.

(61) Kümmel

Der Kümmel ist warm und trocken im dritten Grad. Er ist ein ausgezeichnetes Mittel, um die Verdauung zu fördern, Darm-

μάτων διαφόρησιν. τονεῖ δὲ τὸν στόμαχον καὶ τὴν γαστέρα ἐπέχει καὶ τὰς ἕλμινθας ἀναιρεῖ. ὑπάρχει δὲ καὶ διουρητικὸν καὶ ἀποφρακτικόν, πλὴν τῆς ξανθῆς χολῆς ἐστι γεννητικὸν ἐν τοῖς θερμοῖς σώμασιν.

Κάρυον

Τὸ ἀρωματικὸν κάρυον θερμόν ἐστι καὶ ξηρὸν κατὰ τὴν δευτέραν ἀπόστασιν. ἐπέχει δὲ τὴν γαστέρα καὶ τονεῖ τόν τε στόμαχον καὶ τὸ ἧπαρ· λυσιτελεῖ δὲ πρὸς τὰ χρόνια πάθη τοῦ ἥπατος. βλάπτει δὲ τὸν πνεύμονα.

Περὶ κυμίνου

Τὸ κύμινον θερμόν ἐστι καὶ ξηρὸν κατὰ τὴν τρίτην ἀπόστασιν. τινὲς δὲ ἐν τῇ δευτέρᾳ τοῦτο ἔθεσαν. ἔστι δὲ διουρητικὸν καὶ πνευμάτων διαφορητικὸν καὶ μάλιστα τῶν ἐν τῷ στομάχῳ. πινόμενον δὲ καθ' ἑαυτὸ ὠχρίασιν ἐμποιεῖ, ἐκκόπτει τε τὴν τοῦ αἵματος ῥύσιν ἐκ τῆς ῥινὸς καὶ τὴν ἄμετρον τῶν καταμηνίων ῥοήν, καὶ πινόμενον καὶ ἅμα παλαιῷ οἴνῳ τῇ ὑστέρᾳ ἐπιτιθέμενον.

ξηραίνει δὲ τὸν στόμαχον καὶ πυρὶ φρυγόμενον καὶ ὄξει βρεχόμενον. ἐπέχει δὲ τὰς ἐξ ὑγρότητος γαστρορροΐας, τριβόμενόν τε καὶ γυναικείῳ μαστῷ ἐπιτιθέμενον διὰ πῆξιν γάλακτος ὀγκωθέντι ἴαμα τούτῳ γίνεται.

μετὰ δὲ οἴνου πινόμενον ἀντιφάρμακον γίνεται πρὸς τὰ δηλητήρια καὶ τὰ τῶν ἰοβόλων δήγματα. φασὶ δὲ καὶ ὡς ἡ ἄμετρος χρῆσις αὐτοῦ λίθους ἀπογεννᾷ τοῖς νεφροῖς καὶ ὡς θυμιώμενον ἐκδιώκει τοὺς κώνωπας.

winde zu vertreiben, den Magen zu stärken, den Bauchfluss anzuhalten und Darmwürmer abzutöten. Er ist harntreibend, Verstopfungen beseitigend, bringt aber in warmen Körpern gelbe Galle hervor.

(62) Muskatnuss

Die aromatische Nuss (Muskatnuss) ist warm und trocken im zweiten Grad. Sie festigt den Bauch, strafft den Magen und die Leber; sie nützt bei chronischen Leiden der Leber, schadet aber der Lunge.

(63) Kreuzkümmel

Der Kreuzkümmel ist warm und trocken im dritten Grad; manche haben ihn dem zweiten Grad zugeordnet. Er ist harntreibend und vertreibt Blähungen, besonders die des Magens. Für sich eingenommen, erzeugt er Blässe. Er beendet den Blutfluss durch die Nase sowie das Blut, das zu reichlich durch den Menstruationsfluss entweicht. In diesem Fall wird er als Getränk mit altem Wein gegeben oder mit altem Öl auf den Genitalbereich aufgetragen.

Er trocknet den Magen aus. Über Feuer geröstet und in Essig eingelegt, beendet er Durchfall, der durch Feuchtigkeit verursacht wird. Zerrieben und auf die weibliche Brust aufgelegt, wird er bei deren Schwellung durch Gerinnung der Milch zum Heilmittel.

Mit Wein getrunken, ist er ein Gegenmittel gegen Gifte und Wunden von Giftpfeilen. Es wird behauptet, dass sein übermäßiger Gebrauch zur Bildung von Nierensteinen führt und dass sein Rauch die Mücken fernhält.

Περὶ κολιάνδρου

Τὸ κολίανδρον ψυχρόν ἐστι κατὰ τὴν πρώτην ἀπόστασιν, ξηρὸν δὲ κατὰ τὴν τρίτην. ὑπάρχει δὲ εὐστόμαχον καὶ ῥωστικόν. ἐπέχει δὲ τὰς τροφὰς ἐν τῷ στομάχῳ ὡς πεφθῆναι καλῶς.

πυρὶ δὲ φρυγόμενον τὴν γαστέρα ἐπέχει. λυσιτελεῖ δὲ πρὸς φλεγμονὰς καὶ τὰς θερμὰς κράσεις. ἐκκόπτει δὲ τὰς τοῦ αἵματος ῥύσεις πινόμενόν τε καὶ μετὰ τὸ τριβῆναι ἐπιτιθέμενον.

μετὰ δὲ οἴνου πινόμενον ἐξάγει τὰς ἕλμινθας· πλὴν ἀμέτρως χρώμενον παραφροσύνην ποιεῖ. ὁ δὲ τούτου χυλὸς πινόμενος δηλητήριόν ἐστι καὶ ἀναιρεῖ. ἄφωνοι γὰρ γίνονται οἱ τοῦτον πίνοντες καὶ παράφρονες.

Περὶ κρόκου

Ὁ κρόκος θερμός ἐστι κατὰ τὴν δευτέραν ἀπόστασιν, ξηρὸς δὲ κατὰ τὴν πρώτην, εἰ καί τινες θερμὸν τοῦτον ἔφησαν κατὰ τὴν τρίτην. ἔστι δὲ εὐστόμαχος καὶ περὶ τὴν τῶν τροφῶν πέψιν συνεργεῖ. ὑπάρχει δὲ καὶ ἀποφρακτικός. λυσιτελεῖ τε τὰ ἀπὸ φλέγματος πρὸς πάθη καὶ τὰ ληθαργικά. ἔστι δὲ καὶ διαφορητικὸς καὶ ἀφροδισιαστικὸς καὶ τοῖς σπλάγχνοις ὠφέλιμος, πρὸς δὲ καὶ δυσπνοϊκοῖς.

μετρίως δὲ χρώμενος εὔχροιαν περιποιεῖται. ἀμέτρως δὲ ὠχρίασιν καὶ κεφαλαλγίαν καὶ ἀνορεξίαν πρὸς τὴν τροφὴν ἐργάζεται. μετὰ δὲ ὀπίου καὶ γάλακτος καὶ ῥοδελαίου τοῖς ποδαλγοῦσιν ἐπιτιθέμενος, ἐπιτιθεμένων τούτοις φύλλων σεύτλου, μεγάλως ὥς φασιν ὀνίνησιν.

εἰ δέ τις μεταλήψεται αὐτὸν ἑξαγίων τριῶν γέλωτι ἀπαύστῳ συσχεθήσεται, ᾧ δὴ παρέπεται θάνατος. λέγεται δὲ καὶ ὡς γυναιξὶν ἐπαρτώμενος συνεζυμωμένος ὅσον καρύου μέγεθος τὸ χωρίον ἐκβάλλει μετὰ τὴν ἔκτεξιν.

(64) Koriander

Der Koriander ist kalt im ersten Grad, trocken im dritten. Er ist gut für den Magen und stärkt ihn. Er hält die Nahrung im Magen, bis sie gut verdaut ist.

Im Feuer geröstet, strafft er den Magen. Er nützt bei Entzündungen und heißen Körpersäfte-Mischungen. Er beendet den Blutfluss, wenn er getrunken oder nach dem Zerreiben aufgetragen wird.

Mit Wein getrunken, treibt er die Darmwürmer heraus. Sein übermäßiger Gebrauch verursacht allerdings Verrücktheit. Sein Saft ist giftig und kann zum Tod führen. Diejenigen, die ihn trinken, verlieren ihre Sprache und ihren Verstand.

(65) Safran

Der Safran ist warm im zweiten Grad, trocken im ersten, wenn auch manche gesagt haben, dass er warm im dritten Grad ist. Er ist gut für den Magen und hilft bei der Verdauung der Nahrung. Er ist Verstopfungen beseitigend und hilfreich bei Erkrankungen durch Schleim und Lethargie. Er vertreibt Blähungen, regt das sexuelle Verlangen an, ist nützlich für die Eingeweide und lindert auch Atemleiden.

Maßvoll genutzt, verleiht er einen guten Teint. Wenn er mit dem Essen eingenommen wird, verursacht er Kopfschmerzen und Appetitlosigkeit. Gemischt mit Opium (s. 85), Milch (s. 24), Rosenöl und Mangoldblättern (s. 124) gibt er eine hervorragende Linderung in Form von Pflastern bei Gichtpatienten.

Wenn man 4 *Exagia* (zu je 1½ Drachmen zu à 4–6 g) davon aufnimmt, wird man von einem unauslöschlichen Lachen befallen, dem der Tod folgt. Es wird gesagt, dass er, gemischt mit Ferment, bei Frauen eine ebenso starke Wirkung wie Walnuss (s. 49) hat, um nach der Niederkunft die Nachgeburt herauszubringen.

Περὶ καφουρᾶς

Ἡ καφουρὰ ψυχρά ἐστι καὶ ξηρὰ κατὰ τὴν τρίτην ἀπόστασιν. ἔστι δὲ δένδρου κόμμι ἤτοι δάκρυον φυομένου ἐν Ἰνδίᾳ. λέγεται δὲ ὡς τὸ δένδρον, ἐν ᾧ γίνεται, ὑπερμεγεθέστατόν ἐστι, δυναμένων ὑπ' αὐτοῦ σκιασθῆναι ἀνδρῶν ἑκατόν. φύεται δ' ἐν ὄρεσι πλησίον τῆς ἐκεῖσε θαλάσσης.

ἔστι δὲ τὸ ξύλον τοῦ τοιούτου δένδρου κοῦφον καὶ ναρθηκῶδες. ὠφελεῖ δὲ τὰ μέγιστα ἡ καφουρὰ πρὸς τὰ ὀξέα τῶν νοσημάτων καὶ πρὸς τὰς ἐκ θερμότητος κεφαλαλγίας καὶ τὰς φλεγμονὰς καὶ μάλιστα τὰς τοῦ ἥπατος. πλὴν ψύξιν ἐμποιεῖ τοῖς νεφροῖς καὶ τοῖς σπερματικοῖς ἀγγείοις, καὶ αὐτὸ πήγνυσι τὸ σπέρμα.

δοκιμάζεται δὲ εἰ ἀνόθευτός ἐστι τοῦτον τὸν τρόπον ἄρτῳ θερμῷ ἐπιτίθεται, καὶ εἰ μὲν ὑγρανθῇ, ἀνόθευτός ἐστιν, εἰ δὲ μή, εἰργασμένη.

Περὶ κρίνου

Τὸ κρίνον θερμόν ἐστι τῇ κράσει, ὠφελεῖ δὲ ὀσφραινόμενον τὴν ψυχρὰν κεφαλήν. τὸ δὲ ἐξ αὐτοῦ ἔλαιον διαφορητικῆς τε καὶ μαλακτικῆς δυνάμεώς ἐστι. τῇ δὲ τούτου ῥίζῃ χρῶνταί τινες εἰς ἀπούλωσιν ἑλκῶν.

Περὶ κεφάλου

Ὁ κέφαλος ἁπάντων μάλιστα τῶν ἰχθύων ποταμίοις τε καὶ θαλαττίοις χαίρει ὕδασι. δύσπεπτος δέ ἐστι καὶ κακοστόμαχος καὶ φλέγματος γεννητικός, καὶ μάλιστα ὁ ποτάμιος. ὁ δὲ πελάγιος ἧττόν ἐστι δύσπεπτος καὶ εὐχυμώτερος. αἷμα δὲ λεπτομερέστερον καὶ ἀσθενέστερον ἀπογεννᾷ.

(66) Kampfer

Der Kampfer ist kalt und trocken im dritten Grad. Er ist Gummi, also Tränen (Harze) aus dem Saft eines Baums, der in Indien wächst. Es wird gesagt, dass dieser Baum eine so große Größe erreicht, dass er 100 Männer in seinem Schatten beherbergt. Er wächst in den Bergen, die in diesen Regionen nicht weit vom Meer entfernt liegen.

Das Holz dieses Baums ist schwammig und wie Narthex (Riesenfenchel) duftend. Kampfer nützt sehr stark bei akuten Erkrankungen, hitzebedingten Kopfschmerzen und Entzündungen, insbesondere der Leber. Es verursacht allerdings eine Verkühlung der Nieren und des Genitaltrakts und lässt das Sperma gerinnen.

Um seine Reinheit zu überprüfen, wird er auf folgende Weise beurteilt: Etwas von ihm wird auf warmes Brot gegeben; wenn es sich verflüssigt, ist er nicht verfälscht, wenn nicht, ist er verändert.

(67) Lilie

Die Lilie ist warm in ihrer Säfte-Mischung. Ihr Geruch nützt beim Frösteln des Kopfes. Ihr Öl hat eine auflösende und lindernde Wirkung. Manche verwenden ihre Zwiebel für die Vernarbung von Wunden.

(68) Meeräsche (Meerbarbe)

Die Meeräsche ist unter den Fischen einer derjenigen, die sich im Flusswasser ebenso wohlfühlen wie im Meer. Sie ist schlecht verdaulich, schlecht für den Magen und bringt Schleim hervor, insbesondere die in Flüssen lebende; die im Meer lebende ist weniger schlecht verdaulich und bessersaftig. Sie macht das Blut von feiner Konsistenz und schwächer.

Περὶ κωβιοῦ

Ὁ κωβιὸς αἰγιάλειός ἐστι ἰχθὺς καὶ ὁ μὲν κατὰ τοὺς ψαμμώδεις αἰγιαλοὺς ἢ τὰς πέτρας καὶ ἀκτὰς εὔχυμός ἐστι καὶ εὔπεπτος· ὁ δὲ ἐν τοῖς στόμασι τῶν ποταμῶν ἢ ταῖς λίμναις οὐκ εὔχυμος οὐδὲ εὔπεπτος. ὁ δὲ τούτου ζωμὸς κοιλίαν ὑπάγει. αὐτὸς δὲ ἄνευ ἁλὸς ἐσθιόμενος ἶαται δυσεντερίας καὶ λειεντερίας καὶ τὰς τεινεσμώδεις προθυμίας.

Περὶ καρίδων

Αἱ καρίδες θερμότητός τινος μετέχουσι καὶ ὑγρότητος. εἰσὶ δὲ δύσπεπτοι καὶ κακοστόμαχοι καὶ ἀφροδισιαστικοί. συνεργοῦσί τέ τινι ἰδιότητι περὶ τὴν τῶν γυναικῶν κύησιν.

τριβεῖσαι δὲ καὶ σὺν ὀξυμέλιτι ποθεῖσαι τὰς ἕλμινθας ἐκβάλλουσι. λέγεται δὲ καὶ ὡς λειοτριβούμεναι καὶ μορίῳ ἐπιτιθέμενα ἔνθα βέλους ἀκὶς ἢ ἄκανθα εἰσέδυ. ἐκβάλλουσιν ἔξωθεν ταῦτά τινι φυσικῇ δυνάμει, γίνονται δὲ ἔν τισι τόποις μέγισται καὶ σπιθαμιαῖαι σχεδὸν τὸ μέγεθος, αἵ καὶ ἐνεργέστεραι.

Περὶ καράβων

Οἱ κάραβοι δύσπεπτοί εἰσι καὶ τρόφιμοι καί τινος ἁλικοῦ μετέχουσι χυμοῦ. καὶ εἴ γε πολλάκις ἑψηθῶσι γλυκεῖ ὕδατι γαστρὸς γίνονται ἐφεκτικοί.

λέγεται δὲ ὡς τὸ ὄστρακον καράβου κεκαυμένον σὺν ἀκράτῳ πινόμενον νεφροὺς λιθιῶντας καθαίρει ψαμμώδη οὖρα πολλὰ ἄγον.

(69) Grundel

Die Grundel ist ein Uferfisch, der in der Nähe von sandigen Ufern, Felsen und Klippen lebt. Sie ist saftig und leicht verdaulich. Diejenigen, die an Flussmündungen oder in stehendem Wasser leben, sind nicht gutsaftig und nicht gut verdaulich. Brühe aus ihr macht den Stuhl flüssig. Ohne Salz gegessen heilt sie Dysenterie (Ruhr), Lienterie (weiße Ruhr) und Tenesmus (Hartleibigkeit).

(70) Krabben

Die Krabben haben an etwas Wärme und an Feuchtigkeit Anteil. Sie sind schwer verdaulich, schlecht für den Magen und regen das sexuelle Verlangen an. Sie haben eine besondere Wirkung bei der Förderung der Empfängnis bei Frauen.

Wenn sie zerkleinert mit Honigessig eingenommen werden, vertreiben sie Darmwürmer. Es wird gesagt, dass Krabben, wenn sie leicht zerdrückt und auf eine Stelle aufgetragen werden, in welche das Ende eines stacheligen Gegenstandes oder Dorns eingedrungen ist, eine besondere Anziehungskraft haben, die die Entfernung (der Eindringlinge) erleichtert. In manchen Regionen werden sie groß und erreichen fast die Größe von einer Spanne (etwa 20 cm). Sie haben noch wirksamere Eigenschaften.

(71) Langusten

Die Langusten sind schwer verdaulich und nahrhaft und haben Anteil an etwas salzigem Saft. Wenn man sie oft in Süßwasser kocht, werden sie für den Darm verstopfend.

Man sagt, dass der verbrannte Panzer einer Languste, der als Getränk in reinem Wein eingenommen wird, Nierensteine ausscheiden lässt, indem er reichlich mit Sand vermischten Urin verursacht.

Κάναβος

Κανάβου τὸ σπέρμα ἐσθιόμενον τὸ τοιοῦτον παραπλησίως ἔχει τὴν βλάβην ὡς ὁ κοριανός. ἀμέτρως γὰρ ὡς ἐκεῖνος τρωγόμενον παραφροσύνην ποιεῖ. τὰ δὲ φύλλα ξηρὰ πινόμενα ὥσπερ ἄλευρον ἢ καὶ μᾶλλον ἀντὶ πόσεως τὸ τούτου ἄλευρον ἐκμασσώμενον, ξένην τινὰ ποιεῖ μέθην καὶ ἀναισθησίαν τῷ τρώγοντι.

ἐν γὰρ τοῖς Ἀράβοις τοῦτο μασσᾶται ἀντὶ οἴνου καὶ ἐκμεθύουσι, ξηραίνει δὲ τὴν γονὴν καθάπερ ἡ καφουρά.

Ἀρχὴ τοῦ λ

Περὶ λαγωῶν

Τὰ τῶν λαγωῶν κρέατα τοῖς μὲν ξηρᾶναι βουλομένοις τὸ σῶμά εἰσι πάνυ λυσιτελῆ, τοῖς δὲ ξηροτέροις τὴν κρᾶσιν ἀσύμφορα. ἀπογεννᾷ δὲ αἷμα παχυμερὲς καὶ μελαγχολικόν, ἐπέχει τε τὴν γαστέρα καὶ τὰ οὖρα προτρέπει. καλῶς μὲν οὖν πεφθέντα τρόφιμα γίνεται, τοὐναντίον δὲ ἔμφραξιν τῷ τε ἥπατι καὶ τῷ σπληνὶ ἐμποιεῖ. βλάπτουσι δὲ τὸν πνεύμονα καὶ ἀγρυπνίαν ποιοῦσι,

ἡ δὲ τοῦ λαγωοῦ πιτύα πρός τε τὰς διὰ χολέρας γαστρορροίας καὶ ἐμέτους λυσιτελεῖ καὶ πρὸς τὰ τῶν ἰοβόλων δήγματα· κωλύει δὲ τὴν κύησιν μετὰ τὴν τῶν καταμηνίων κάθαρσιν λαμβανομένη.

φασὶ δὲ ὡς τὸ τοῦ θήλεος αἰδοῖον τριβόμενον καὶ παρὰ γυναικὸς μετ᾽ οἴνου πινόμενον κύειν ταύτην ἐργάζεται, εἰ μετὰ τὴν πόσιν εὐθὺς ἀνδρὶ συγγένηται, καὶ ὡς ὁ ἐγκέφαλος αὐτοῦ ὀπτώμενος τοὺς τρομώδεις ὀνίνησιν.

(72) Hanf (Haschisch)

Der Samen von Hanf verursacht, wenn man ihn isst, in ähnlicher Weise Schaden wie Koriander (s. 64); wie dieser verursacht er, wenn man ihn maßlos zu sich nimmt, Verrücktheit. Trockene Blätter, die als Mehl in einem Getränk eingenommen werden, oder auch noch mehr statt des Getränks bewirkt die Einnahme des Mehls selbst eine außergewöhnliche Trunkenheit und Betäubung bei dem Nutzer.

Bei den Arabern wird dies statt Wein eingenommen und macht betrunken. Es trocknet das Sperma ebenso aus wie Kampfer (s. 66).

Beginn des Lambda

(73) Hasen

Das Fleisch der Hasen ist sehr geeignet für diejenigen, die ihren Körper austrocknen müssen, aber es ist ungünstig für diejenigen, deren Körper bereits trocken ist. Es bringt ein dickes, mit schwarzer Galle beladenes Blut hervor, verhärtet den Stuhl und regt den Urin an. Wenn es gut verdaut wird, ist es sehr nahrhaft. Es verstopft die Leber und die Galle, schädigt die Lunge und verursacht Schlaflosigkeit.

Hasenlab nützt bei Darmfluss durch Gallenbrechdurchfall (*cholera*) und bei Erbrechen; es heilt von Giftpfeilen verursachte Wunden. Wenn es von einer Frau nach der Menstruation eingenommen wird, verhindert es die Empfängnis.

Man sagt, dass die Geschlechtsteile des (Hasen-)Weibchens, zerquetscht und mit Wein getrunken, eine Frau schwanger werden lassen, wenn sie unmittelbar nach dem Trinken mit einem Mann Geschlechtsverkehr hat. Es wird auch gesagt, dass gebratenes Hasenhirn gegen Zittern nützlich ist.

Περὶ λεπτοκαρύων

Τὰ λεπτοκάρυα, ἃ καὶ κάρυα Ποντικὰ ὀνομάζονται, θερμά εἰσι καὶ ὑγρά. εἰσὶ δὲ τῶν καρύων τροφιμώτερα καὶ δυσπεπτότερα καὶ ἧττον θερμότερα. ἐμποιοῦσι δὲ ἐμπνευματώσεις καὶ βλάπτουσιν, ὥς φασί τινες, τὸ λεγόμενον ἔντερον νῆστιν.

εὐπεπτότερα δὲ γίνεται αὐτῶν καὶ ἔλαττον γαστρὸς ἐφεκτικά, τὸν ἔνδον φλοιὸν ἀποβάλλοντα. λέγεται δὲ ὡς εἴ τις σὺν πηγάνῳ πρὸ τροφῆς τούτων μεταλήψεται, ὑπὸ δήγματος ἰοβόλου ἢ δηλητηρίου τῇ ἡμέρᾳ ἐκείνῃ οὐ βλαβήσεται, καὶ ὡς οἱ σκορπίοι φεύξονται ἀπ' αὐτοῦ, καὶ ὡς μετὰ ἰσχάδων μεταλαμβανόμενα τοὺς ἤδη δηχθέντας ὑπὸ σκορπίων ὀνίνησι, καὶ ὅτι πρὸς τὴν διὰ μέλανα χυμὸν ἐν τῇ γαστρὶ ὀξύτητα πάνυ λυσιτελεῖ.

Περὶ λιβάνου

Τὸ λίβανον θερμόν ἐστι κατὰ τὴν δευτέραν ἀπόστασιν, ξηρὸν δὲ κατὰ τὴν πρώτην. ἔχει δέ τινα καὶ στυφώδη ποιότητα, ἐπέχει τε τὴν γαστέρα καὶ ξηραίνει.

θυμιώμενον δὲ ὠφελεῖ πρός τε βῆχας καὶ ῥευματισμούς. ἔστι δὲ καὶ καταμηνίων ἀγωγόν, πινόμενόν τε καὶ ὑποτιθέμενον. ἔχει δέ τινα καὶ ξένην ἰδιότητα πρὸς ἀνατροπὴν λοιμοῦ θυμιώμενον, καὶ διὰ τοῦτο δεῖ ἐν λοιμώδει καιρῷ τὰς οἰκίας δι' αὐτοῦ συνεχέστερον θυμιᾶν· ἀλλοιοῖ γὰρ τὴν τοῦ ἀέρος φθαρτικὴν ποιότητα.

Περὶ λαδάνου

Τὸ λάδανον θερμόν ἐστι κατὰ τὴν δευτέραν ἀπόστασιν καὶ λεπτομερὲς καὶ μετρίως μαλακτικὸν καὶ διαφορητικὸν καὶ συμπεπτικόν. ἔχει δέ τι καὶ στυπτικόν, διὸ καὶ τὰς ῥεούσας τρίχας κρατύνει.

(74) Haselnüsse

Die Haselnüsse, auch pontische Nüsse genannt, sind warm und feucht. Sie sind nahrhafter als andere Nüsse, sind aber schlechter verdaulich und weniger wärmend. Sie bringen Blähungen hervor und schädigen, wie manche sagen, den Teil des Darms, der Leerdarm genannt wird.

Wenn ihre innere Haut entfernt wird, erleichtern sie die Verdauung und verringern die Darm-Verstopfung. Wenn man sie, so heißt es, zusammen mit Weinraute (s. 105) vor anderen Speisen aufnimmt, ist man einen Tag lang vor allem Schaden durch Wunden von Giftpfeilen oder Gifte geschützt. Auch sind sie, mit Trockenfeigen (s. 44) gegessen, wirksam gegen Skorpionstiche und ein hervorragendes Mittel gegen stechende Schmerzen im Magen, die durch die schwarze Galle verursacht werden.

(75) Weihrauch

Der Weihrauch ist warm im zweiten Grad und trocken im ersten. Er besitzt eine natürliche herbe Kraft, die den Stuhlgang anhält und austrocknet.

Sein Rauch nützt gegen Husten und Erkältungen. Er verursacht Menstruationsfluss, entweder in Getränken oder bei lokaler Anwendung; er hat die besondere Eigenschaft, Pest (*loimos*) abzuwehren, weshalb es ratsam ist, ihn in Zeiten der Pest sofort in Häusern zu verbrennen, denn sein Rauch verändert die verderbliche Eigenschaft der Luft.

(76) Zistrose

Die Zistrose ist warm im zweiten Grad, feinteilig und mäßig erweichend, abführend und die Verdauung fördernd. Sie hat eine straffende Wirkung, sodass sie sogar den Haarausfall anhält.

Περὶ λάβρακος

Ὁ λάβραξ παραπλήσιός ἐστι τὴν κρᾶσιν τῷ κεφάλῳ. αἵματος γὰρ καὶ οὗτος λεπτοῦ γεννητικὸς καὶ φλέγματος, πλὴν διὰ τὸ ἡδὺ τοῦ κεφάλου ἐστὶν ὀνησιμώτερος.

Ἀρχὴ τοῦ μ

Περὶ μήλων

Ἐν τοῖς μήλοις πολλή ἐστι διαφορά. ὅσα μὲν γὰρ στύφει, ψυχρὸν ἔχει καὶ γεώδη χυμόν, ὅσα δὲ ὀξέα φαίνεται, ψυχρὸν μὲν ἀλλὰ λεπτομερῆ. μέσης δέ ἐστι κράσεως τὰ γλυκέα πρὸς τὸ θερμότερον ῥέποντα.

τοῖς μὲν οὖν στυφώδεσι χρῆσθαι δεῖ, ὅταν διὰ δυσκρασίαν θερμὴν ἢ ὑγρότητα πολλὴν ἄτονος ἡ γαστὴρ ὑπάρχει· ἐπέχει δὲ τὰ τοιαῦτα τὴν γαστέρα. τὰ δὲ ὀξέα δοτέον, ὅταν ἐν τῇ γαστρὶ παχὺς χυμὸς ἠθροισμένος ᾖ μὴ πάνυ τι ψυχρός. τέμνει γὰρ τοῦτον καὶ κάτω ὑπάγει. τὰ δὲ γλυκέα τοῖς ψυχρὰν ἔχουσι τὴν γαστέρα ἁρμόζει, ὠφελεῖ δὲ τοὺς ὑπὸ ἰοβόλων δηχθέντας.

πάντα δὲ τὰ μῆλα ἰδιότητί τινι βλάπτει τὰ νεῦρα, μᾶλλον δὲ τὰ μὴ πέπειρα. λέγεται δὲ ὡς καὶ λήθην ἐμποιεῖ τῷ κατακόρως τούτοις χρωμένῳ. πρὸς δὲ τὰς λειποθυμίας καὶ καρδίας ἀτονίας ἐστὶν ὠφέλιμα.

Περὶ μαρουλλίων

Τὰ μαρούλλια, ἃ καὶ θριδακίναι καλοῦνται, ψυχρά ἐστι καὶ ὑγρὰ κατὰ τὴν τρίτην ἀπόστασιν. ἔστι δὲ ἄδιψον ἔδεσμα καὶ ὑπνοποιόν, ἀλλ' οὐδὲ ἀπεπτεῖται τοῖς ἄλλοις ὁμοίως λαχάνοις. συμμέτρως τε τὴν γαστέρα προτρέπει καὶ οὐδὲ κακό-

(77) Wolfsbarsch

Der Wolfsbarsch ist von der Konstitution her ähnlich wie die Meeräsche (s. 68). Er bringt ein flüssiges Blut und Schleim hervor, ist aber angenehmer im Geschmack und besser als die Meeräsche.

Beginn des My

(78) Äpfel

Bei den Äpfeln gibt es viele Sorten. So sehr einige herb sind und einen kalten, groben Saft haben, so sehr sind andere sauer mit einem frischen, aber leichten Saft. Dazwischen liegen die süßen Äpfel, die einen eher kalkigen Saft haben.

Herbe Äpfel muss man verwenden, wenn der Magen durch zu viel Hitze oder zu viel Flüssigkeit geschwächt ist, denn sie unterstützen den Magen. Saure Äpfel soll man denen anbieten, die eingedickte Körpersäfte im Magen haben, aber nicht vollständig abgekühlt sind, denn dann würden sie verflüssigt und vom Darm ausgeschieden werden. Süße Äpfel nützen denen, die einen verkühlten Magen haben. Sie sind auch nützlich gegen die Wunden von Giftpfeilen.

Alle Äpfel und besonders die unreifen schaden durch eine bestimmte Eigenart den Nerven. Es heißt, dass sie bei zu häufigem Verzehr das Gedächtnis beeinträchtigen. Sie sind gut bei Ohnmacht und Herzschwäche.

(79) Lattiche (Kopfsalat)

Die Lattiche (*maroullia*), die auch *thridakinai* genannt werden, sind kalt und feucht im dritten Grad. Es ist dies ein Nahrungsmittel, das den Durst löscht, zum Schlaf führt, nicht schwer verdaulich ist wie die anderen Gemüse, den Stuhl ausge-

χυμον αἷμα ἀπογεννᾷ, οὐ μὴν εὔχυμον τελέως. ὠφελεῖ δὲ τὰς θερμοτέρας κοιλίας, κατακόρως δὲ χρώμενα ἀδυναμίαν ἐμποιεῖ ὅλῳ τῷ σώματι καὶ ἀμβλυωπίαν ἐργάζεται καὶ πρὸς ἀφροδίσια δυσκινησίαν, καὶ τὸ σπέρμα τούτων πινόμενον ἐπέχει γονορροίας. ἅμα δὲ ῥοδοστάγματι μετὰ τῷ τριβῆναι τοῖς κροτάφοις τῶν ἀύπνων ἐπιτιθέμενον ὕπνον ἐπάγει.

δεῖ δὲ παρατηρεῖσθαι τὴν τῶν μαρουλλίων χρῆσιν τοὺς αἱμοπτυϊκοὺς καὶ τοὺς ἀσθματικοὺς καὶ τοὺς φλεγματικοὺς καὶ τοὺς παιδοποιεῖν προθυμουμένους. ὥς γάρ φασιν, οὐ μόνον ἐλαττοῦσι τὴν τεκνογονίαν ἀλλὰ καὶ ἀφυῆ τὰ γεννώμενα ἐργάζονται.

ἑψόμενα δὲ καὶ σὺν σησαμελαίῳ χρώμενα ἰκτερικοῖς λυσιτελοῦσι. παρεικάζουσι δὲ τὴν τούτων ψυχρότητα καὶ ὑγρότητα τῇ τῶν κρηναίων ὑδάτων. καὶ διὰ τοῦτο πάνυ ὠφέλιμά εἰσι πρὸς τοὺς διακαεῖς πυρετούς. λέγεται δὲ ὅτι καὶ τὴν ἐκ τῶν ὑδάτων ἐναλλαγῆς βλάβην μεταλαμβανόμενα ἀποτρέπουσιν. ὁ δὲ τούτων χυλὸς δηλητήριόν ἐστι καὶ ἀναιρεῖ μεταλαμβανόμενος ἱκανῶς τοὺς χρωμένους.

Περὶ μαλάχης

Ἡ μαλάχη ψυχρά ἐστι καὶ ὑγρὰ κατὰ τὴν πρώτην ἀπόστασιν. ὑπέρχεται δὲ ῥαδίως τὴν γαστέρα οὐ διὰ τὴν ὑγρότητα μόνον ἀλλὰ καὶ τὴν γλισχρότητα καὶ μάλιστα ὅταν μετ᾽ ἐλαίου καὶ γάρου προσφέρηται, οἴνου ταύτῃ ἐπιρραινομένου ἐν τῷ τῆς ἐδωδῆς καιρῷ. ὠφελεῖ δὲ κύστιν καὶ θώρακα καὶ πνεύμονα καὶ τὴν βραγχώδη λεαίνει φωνήν.

ἡ δὲ ἀγρία, ὥς φασιν, μαλάχη ἐσθιομένη ἀνωδύνους ποιεῖ τοὺς ὑπὸ σφηκῶν ἢ μελίσσης δακνομένους. εἰ δὲ δηχθῇ τις ὑπὸ σφηκῶν ἢ μελισσῶν καὶ ἀλείφῃ χύλῳ μαλάχης καὶ μάλιστα τῆς ἀγρίας, εὐθὺς ἀνώδυνος γίνεται. ὡσαύτως καὶ τοῖς ἀλγοῦσιν ὠσὶν ἐπισταζομένη ἀκεσώδυνος γίνεται. λέγεται δὲ ὡς καὶ τὸ ταύτης ἀπόζεμα πινόμενον τούς τε λί-

wogen verdünnt und ein Blut hervorbringt, das weder ganz schlechtsaftig noch völlig gutsaftig ist. Es nützt bei überhitzten Mägen. Wenn es kontinuierlich eingenommen wird, verursacht es eine Schwächung des Körpers, eine Abnahme der Sehkraft und ein geringes sexuelles Verlangen. Sein Samen, im Getränk eingenommen, hält den Samenfluss an. Mit einem Rosenextrakt zerkleinert und auf die Schläfen aufgetragen, bringt er den Schlaf zu denen zurück, die Schlaflosigkeit quält.

Es müssen sich vor Lattich diejenigen hüten, die Blut spucken, an Asthma leiden, Phlegmatiker sind oder Kinder machen wollen. Es heißt, er vermindere nicht nur die Zeugungsfähigkeit, sondern mache auch die Nachkommenschaft langsam und stumpfsinnig.

Gekocht und mit Sesamöl gegessen, ist Lattich nützlich bei Gelbsucht. Seine Frische und Feuchtigkeit entsprechen der von Quellwasser. Außerdem ist er äußerst vorteilhaft gegen brennendes Fieber. Es wird gesagt, dass er, nach anderen Nahrungsmitteln eingenommen, deren Schädlichkeit durch eine wässrige Umwandlung korrigiert. Sein Saft ist giftig und, wenn er in zu hoher Dosis eingenommen wird, tödlich.

(80) Malve

Die Malve ist kalt und feucht im ersten Grad. Sie läuft leicht durch den Bauch, nicht nur wegen der Feuchtigkeit, sondern auch wegen der Schleimigkeit und insbesondere, wenn sie mit Öl und Garum (s. 26) aufgenommen wird. Mit Wein begossen, ist sie eine Nahrung, die für Blase, Oberkörper und Lunge nützlich ist und die Heiserkeit der Stimme mildert.

Man sagt, dass der Verzehr von wilder Malve diejenigen vom Schmerz befreit, die von Wespen oder Bienen gestochen worden sind. Wenn jemand von Wespen oder Bienen gestochen worden ist und sich mit Malvensaft einreibt, besonders mit dem der wilden Malve, wir er sogleich schmerzfrei. Es wird gesagt, dass das Trinken einer Abkochung von Malve Steine

θους θρύπτει καὶ ὕπνον ἐπάγει καὶ εὐτοκίαν αὕτη περιποιεῖται τῇ χρωμένῃ ταύτῃ γυναικὶ συνεχέστερον.

καταπαύει τε τὰς φλεγμονὰς ἐπιπλασσομένη καὶ μαλάσσει τὰ ἐσκιρρωμένα. μάλιστα δὲ αὐτῆς ἐξαίρετον ἴδιον τὸ ἐπιτιθεμένην τοῖς δήγμασι τῶν τε σφηκῶν καὶ μελισσῶν ἀνωδυνίαν ἐργάζεσθαι.

Περὶ μελανθίου

Τὸ μελάνθιον θερμόν ἐστι καὶ ξηρὸν κατὰ τὴν τρίτην ἀπόστασιν. ἔστι δὲ λεπτομερὲς καὶ ἀναιρετικὸν τῶν ἐν τῇ γαστρὶ ἑλμίνθων καὶ πνευμάτων διαφορητικὸν καὶ φλέγματος τμητικόν, πρός τε ὀρθοπνοίας καὶ ῥευματισμοὺς λυσιτελεῖ ὀσφραινόμενον καὶ μάλιστα μετὰ τὸ θερμανθῆναι.

λέγεται δὲ ὡς καὶ λειοτριβούμενον καὶ σὺν ὄξει τῇ γαστρὶ ἐπιτιθέμενον ἀναιρεῖ καὶ οὕτως τὰς ἕλμινθας, καὶ ὡς μέλιτι συζυμούμενον καὶ θερμῷ ὕδατι μεταλαμβανόμενον τήκει τοὺς ἐν τοῖς νεφροῖς καὶ τῇ κύστει λίθους καὶ διουρητικὸν γίνεται καὶ καταμηνίων ἀγωγόν, καὶ ὡς ἀντιφάρμακον πρὸς τὰ δηλητήριά ἐστιν, εἴ τις αὐτοῦ νῆστις μεταλήψεται.

Περὶ μελισσοφύλλου

Τὸ μελισσόφυλλον θερμόν ἐστι κατὰ τὴν δευτέραν ἀπόστασιν. ὠφελεῖ δὲ πρὸς τοὺς διὰ ψύξιν καρδιωγμοὺς καὶ τὰς ἀπὸ μελαίνης χολῆς δυσθυμίας καὶ τοὺς ἐξ αὐτῆς ἀποτελουμένους ἀλογίστους φόβους, εὐθυμίαν τε περιποιεῖται καὶ πρὸς τὸν μελαγχωλικὸν χυμὸν καὶ τὸ φλέγμα λυσιτελεῖ. λέγεται δὲ ὡς καὶ ἀγχίνοιαν περιποιεῖται, καὶ ὡς πρὸ τοῦ ὕπνου λαμβανόμενον εὐόνειρον γίνεται, ἐναντίως τῇ κράμβῃ· δυσόνειρος γὰρ ἐκείνη ἐστίν. βλάπτει δὲ τοὺς βουβῶνας, σκευάζεται δὲ δι᾽ αὐτοῦ ζουλάπιον πάνυ πρὸς τὰ μελαγχολικὰ πάθη καὶ τὰς ἐξ αὐτῶν δυσθυμίας ὠφέλιμον.

zerkleinert und Schlaf herbeiführt; auch bringt sie eine gute Geburt für diejenige Frau, die sie verwendet.

Als Umschlag auf Entzündungen aufgelegt, erweicht Malve die Verhärtungen. Am meisten aber ist ihre herausragende Eigenschaft (bekannt), dass sie, auf Stiche von Wespen und Bienen aufgelegt, eine Schmerzfreiheit bewirkt.

(81) Schwarzkümmel

Der Schwarzkümmel ist warm und trocken im dritten Grad. Seine Substanz ist leicht, er tötet Darmwürmer ab, vertreibt die Blähungen und vermindert den Schleim. Wenn er inhaliert wird, besonders heiß, lindert er Atemnot und Abflüsse (*rheumatismoi*).

Man sagt, dass er, fein zerkleinert und mit Essig auf den Magen aufgetragen, die Tötung von Darmwürmern verursacht, dass er, in fermentiertem Honig und mit heißem Wasser aufgenommen, Nieren- und Blasensteine auflöst, harntreibend ist und den Menstruationsfluss anregt und dass er ein Gegenmittel gegen Gifte ist, wenn man ihn nüchtern einnimmt.

(82) Melisse

Die Melisse ist warm im zweiten Grad. Sie ist nützlich gegen Magenschmerzen durch Erkältung, bei Mutlosigkeit durch schwarze Galle und bei plötzlich und ohne Grund auftretenden Ängsten; sie bewirkt guten Mut und nützt denen, die an schwarzgalligem Saft (Melancholie) und Schleim (Phlegma) leiden. Man sagt, dass sie auch geistige Gewandtheit bewirkt, und, vor dem Schlafengehen eingenommen, gute Träume verursacht, im Gegensatz zu Kohl (s. 52); dieser bringt nämlich schlechte Träume. Sie schadet den Drüsen. Man bereitet mit ihr einen Julep (s. 39) zu, der bei schwarzgalligen Leiden und der daraus resultierenden Mutlosigkeit nützlich ist.

Περὶ μόσχου

Τοῦ μόσχου διάφορα εἴδη ἐστίν, ὧν ὁ κρείττων γίνεται ἐν πόλει τινὶ τοῦ Χορασάν ἀνατολικωτέρᾳ λεγομένῃ Τουπάτ. ἔστι δὲ τὴν χροίαν ὑπόξανθος. τούτου δὲ ἥττων ὁ ἀπὸ τῆς Ἰνδίας μετακομιζόμενος. ῥέπει δὲ ἐπὶ τὸ μελάντερον καὶ τούτου πάλιν ὑποδεέστερος ὁ ἀπὸ τῶν Σινῶν ἀγόμενος.

πάντες δ' ἐν ὀμφάλῳ ἀπογεννῶνται ζῴου τινὸς μονοκέρωτος μεγίστου ὁμοίου δορκάδι. οἰστρομανοῦν γὰρ τὸ τοιοῦτον ζῷον ἐξογκοῦται τὸν ὀμφαλὸν παχυμεροῦς αἵματος ἐν τούτῳ συναγομένου, καὶ τηνικαῦτα νομῆς καὶ ποτοῦ ἀπεχόμενον κυλίεται ἐπὶ γῆς καὶ ἀποβάλλει τὸν ὀμφαλὸν αἵματος πλήρη βορβορώδους, ὅπερ πηγνύμενον μετά τινα καιρὸν ἱκανὸν ἐπικτᾶται εὐωδίαν.

ἔστι δὲ ὁ μόσχος θερμὸς καὶ ξηρὸς κατὰ τὴν τρίτην ἀπόστασιν καὶ λεπτομερής. τονοῖ δὲ τὰ ἀσθενῆ μόρια καὶ τὴν κεφαλὴν τὴν ψυχράν, βλάπτει δὲ τὴν θερμήν.

ἐπιτήδειος δέ ἐστι πρὸς ἀνάκλησιν λειποθυμούντων καὶ τὴν δύναμιν ἐκλελυμένων καὶ πρὸς τὰ καρδιακὰ πάθη. ῥώννυσι γὰρ τὴν καρδίαν, πλὴν ὠχρότητα τοῦ σώματος ἐμποιεῖ.

δοκιμάζουσι δὲ τοῦτον τινές, εἰ ἀνόθευτός ἐστιν οὕτως· ἐν καθυγρασμένῃ λεκάνῃ ἢ χέρνιβι. μετὰ τὸ σταθμῆσαι τιθέασιν αὐτόν, εἶτα πάλιν σταθμῶσι καὶ εἰ μὲν τῷ σταθμῷ ὑπερέξει, ἀνόθευτον αὐτὸν ἡγοῦνται, εἰ δὲ μή, νενοθευμένον αὐτὸν λογίζονται.

(83) Moschus

Von dem Moschus werden mehrere Arten unterschieden, von denen die beste aus einer gewissen östlich von Chorasan gelegenen Stadt namens Tupat stammt. Ihr Farbton ist fast gelb. Die aus Indien mitgebrachte Art hat ein weniger gutes Aussehen und tendiert zu schwarz. Die Art, die aus Sina (China) herangebracht wird, hat ein noch schlechteres Aussehen.

Alle stammen aus dem Nabel eines einhörnigen Tieres, dessen Größe der einer Wildziege (s. 27) entspricht. Wenn dieses Tier von einem Bremsenstich rasend wird, wölbt sich sein Nabel nach außen, da sich in ihm das dicke Blut ansammelt; dann verlässt es Weide und Tränke, wälzt sich auf dem Boden und wirft den Nabel ab, gefüllt mit unreinem Blut; dieses wird nach einer gewissen Zeit fest und nimmt einen guten Geruch an.

Moschus ist warm und trocken im dritten Grad und von feiner Konsistenz. Er strafft geschwächte Körperteile und den kalten Kopf, schadet aber dem warmen.

Er ist geeignet für die Wiedererweckung von Ohnmächtigen und kraftlos Gewordenen und bei Herzleiden. Er stärkt das Herz, allerdings bewirkt er eine Blässe des Körpers.

Manche überprüfen die Reinheit auf die folgende Weise: Sie legen ihn in ein mit Wasser gefülltes Becken oder einen Behälter. Nach dem Wiegen legen sie ihn wieder auf die Waage. Wenn das Gewicht zugenommen hat, halten sie den Moschus für unverfälscht, wenn nicht, erachten sie ihn als verfälscht.

Περὶ μαράθρου

Τὸ μάραθρον θερμαίνει κατὰ τὴν τρίτην τάξιν ἐκλελυμένην, ξηραίνει δὲ κατὰ τὴν πρώτην. γάλακτος δέ ἐστι γεννητικὸν καὶ ἀποφρακτικὸν καὶ διουρητικὸν τῶν ἐν τῷ ἥπατι καὶ σπληνὶ καὶ κύστει ἐμφράξεων καὶ καταμηνίων ἀγωγόν, καὶ αὐθημερινοὺς πυρετοὺς λυσιτελεῖ.

βοηθεῖ δὲ καὶ τοῖς ὑποχεομένοις τοὺς ὀφθαλμούς. διηνεκῶς δὲ μεταλαμβανόμενον ξανθὴν ἀπογεννᾷ χολήν.

ἔστι δὲ καὶ ἕτερον μάραθρον ἄγριον, ὃ καλοῦσι διὰ τὸ μέγεθος ἱππομάραθρον, οὗ ἡ ῥίζα καὶ τὸ σπέρμα ξηραντικώτερόν ἐστι τῇ δυνάμει ἢ κατὰ τὸ ἥμερον, ὥστε δοκοῦσί μοι τὴν γαστέρα κατὰ τοῦθ' ἱστάναι. οὐ γὰρ δὴ στύψεώς γέ τινος σαφοῦς αὐτῷ μέτεστιν.

Περὶ μήκωνος

Ἡ μήκων ψυχρά ἐστι καὶ ξηρὰ κατὰ τὴν δευτέραν ἀπόστασιν. κρείττων δὲ τῆς μελαίνης ἡ λευκή. ἔστι δὲ ὑπνοποιός, δύσπεπτός τε καὶ ὀλιγότροφος, σὺν δὲ μέλιτι μεταλαμβανομένη τῇ γονῇ προστίθησιν. ὠφελεῖ τε τὸν θώρακα καὶ τὴν τραχεῖαν ἀρτηρίαν καὶ πρὸς βῆχας καὶ τὴν γαστέρα ἐπέχει, εἰ καί τινες ψευδῶς ἐδόξασαν ταύτην προτρέπειν αὐτῇ τῇ ἐνεργείᾳ ἐναντιούμενοι.

βλάπτει δὲ τὴν κεφαλὴν καὶ κατακόρως χρωμένη καρηβαρίαν ἐμποιεῖ· τινὲς δὲ συντρίβοντες ταύτην ἐπιτιθέασι τῷ τῶν ἀγρυπνούντων μετώπῳ διὰ τὸ ταύτης ὑπνοποιόν.

ἡ δὲ μέλαινα ψυχροτέρα καὶ πλεῖον ὑπνοποιός, ὥστε εἰ ταύτης τις μεταλάβῃ ἀμέτρως, ὕπνῳ βαθεῖ κατάφορος γίνεται· ὁμοίως τοῖς ληθαργικοῖς. σὺν ῥοδίνῳ δὲ τῇ κεφαλῇ ἐπιτιθεμένη τὰς ἀπὸ θερμότητος ἰᾶται κεφαλαλγίας.

(84) Fenchel

Der Fenchel (*marathron*) ist warm bis zum dritten Grad und trocken im ersten. Er bringt Milch hervor, ist Verstopfungen beseitigend und harntreibend bei den Verstopfungen der Leber, Milz und Blase, erleichtert den Menstruationsfluss und ist nützlich bei vorübergehendem Fieber.

Er hilft denjenigen, deren Augen durch den Saft, der aus ihnen quillt, getrübt sind. Er bildet gelbe Galle bei Menschen, die ihn fortwährend essen.

Es gibt einen anderen, wilden Fenchel, der aufgrund seiner Größe Pferdefenchel (*hippomarathron*) genannt wird und dessen Wurzel und Samen eine energischere trocknende Wirkung haben als die kultivierte Sorte. Letztere schien mir verstopfend zu sein und keine offensichtlich herben Eigenschaften zu besitzen.

(85) Mohn

Der Mohn ist kalt und trocken im zweiten Grad. Stärker als der schwarze ist der weiße. Er macht schläfrig, ist schwer verdaulich und nicht sehr nahrhaft. Er kann mit Honig eingenommen werden, vermehrt das Sperma, nützt bei Oberkörper-Leiden, Rauheit der Luftröhre und Husten und strafft den Darm, obwohl manche Leute das nicht glauben und denken, dass er ihn entspannt.

Seine zu häufige Verwendung ist schädlich für den Kopf und macht ihn schwer. Manche Menschen reiben ihn sich bei Schlaflosigkeit auf die Stirn, weil er eine den Schlaf fördernde Wirkung hat.

Der schwarze Mohn wirkt eher kühlend und einschläfernd, so sehr, dass der Mensch schon nach sehr mäßigem Gebrauch in einen tiefen und anhaltenden Schlaf wie in Lethargie fällt. Mit Rosenöl auf den Kopf eingesalbt, lässt er durch Hitze verursachte Kopfschmerzen verschwinden.

λέγεται δὲ ὡς σὺν γυναικείῳ γάλακτι καὶ κρόκῳ καταπλασσομένη τοὺς ποδαγρικοὺς ὀνίνησιν. ὁ δὲ ταύτης ὀπὸς δηλητήριόν ἐστι, τῆς δὲ μελαίνης ὁ χυλός ἐστι τὸ λεγόμενον ὄπιον.

Περὶ μέλιτος

Τὸ μέλι θερμόν ἐστι καὶ ξηρὸν κατὰ τὴν δευτέραν ἀπόστασιν, λεπτομερές τε καὶ ῥυπτικόν. ἔχει δέ τι καὶ δριμύ, δι' οὗ πρὸς ἔκρισιν ἐπεγείρει τὴν γαστέρα. διουρητικώτερον δὲ γίνεται καὶ εὐαναδοτώτερον καὶ τὴν γαστέρα οὐ προτρέπει, εἰ μιχθὲν ἐν ὕδατι πλείστῳ ἑψηθῇ, ἄχρις ὅτου τελέως ἀπαφρισθῇ ἀφαιρουμένου συνεχῶς δηλονότι τοῦ ἀφροῦ.

γέρουσι μὲν οὖν καὶ ὅλως ταῖς ψυχραῖς κράσεσι τὸ μέλι ἐπιτήδειον, τοῖς δὲ ἀκμάζουσι καὶ θερμοῖς ἐκχολοῦται. ἑψηθὲν δὲ καθ' αὑτὸ ἧττον γίνεται δριμύ, ὅθεν καὶ μᾶλλον τρέφει, καὶ εἰς τὰς τῶν κόλπων κολλήσεις λυσιτελεῖ. ἄριστον δὲ μέλι τὸ ἡδὺ καὶ δριμὺ καὶ ξανθὸν καὶ σύμμετρον τῷ τε πάχει καὶ τῇ λεπτότητι. κρεῖττον δὲ τὸ ἐαρινόν, εἶτα τὸ θερινόν. τὸ δὲ χειμερινὸν ἄχρηστον. ἔστι δὲ καὶ εὐαλλοίωτον εἰς τὴν ξανθὴν χολὴν καὶ μάλιστα ἐν ταῖς θερμοτέραις κοιλίαις. καθαίρει τοῦ ῥύπου τὸ σῶμα καὶ ἄσηπτα διατηρεῖ τὰ τούτῳ ἐμβαλλόμενα πάντα, καὶ διὰ τοῦτο οἱ ἀρχαῖοι τοὺς νεκροὺς μέλιτι ἐκάλυπτον ἐν ταῖς θήκαις.

ὠφελεῖ δὲ καὶ ἐπιλήπτους ὑπὲρ τὸν οἶνον διὰ τὸ μὴ ἀναδίδοσθαι εἰς τὴν κεφαλὴν ὡς οὗτος, διεγείρει τε τὴν ὄρεξιν τῶν διὰ φλεγματικὸν ἀνορεκτούντων χυμόν. τέμνει δὲ τὰ παχυμερῆ πτύελα καὶ ἀνάγει ταῦτα. τὰ δὲ διὰ μέλιτος σκευαζόμενα εἴδη δύσπεπτά εἰσι καὶ μὴ καλῶς πεττόμενα ἐμφράξεις τῷ ἥπατι καὶ τῷ σπληνὶ ἐμποιοῦσι. κατακόρως δὲ καὶ διηνεκῶς τὸ μέλι προσφερόμενον ψώραν ἐργάζεται.

Man sagt, dass er, mit Frauenmilch und Safran (s. 65) gemischt, den an Fußgicht Leidenden hilft. Der Pflanzensaft des Mohns ist giftig; der Saft des schwarzen Mohns ist das sogenannte Opium.

(86) Honig

Der Honig ist warm und trocken im zweiten Grad. Seine Zusammensetzung ist fein und reinigend. Er besitzt jedoch eine gewisse Schärfe, die den Darm zu Ausscheidungen anregt. Er ist recht harntreibend, leicht verdaulich und regt den Magen nicht an, wenn er, mit sehr viel Wasser gemischt, gekocht wird bis zu dem Zeitpunkt, zu dem er ganz abgeschäumt werden kann, sofern man den Schaum fortwährend abnimmt.

Er ist sehr günstig für alte Menschen und überhaupt für Menschen mit einer kühlen Körpersäfte-Mischung. Bei Menschen, die in der Blüte des Lebens sind und eine warme Körpersäfte Mischung haben, fördert er die Bildung von Galle. Wird er für sich gekocht, dann wird er weniger scharf, nahrhafter und heilt Geschwüre. Der beste Honig ist derjenige, der süß duftet, fein, gelb und ausgewogen in Dicke und Feinheit ist. Besser ist der im Frühling gewonnene; der im Winter gesammelte ist nicht brauchbar. Er verwandelt sich in gelbe Galle, die in den erhitzten Darm fließt. Er reinigt den Körper von Schmutz und hält ihn rein von dem, was ihm auferlegt worden ist. Das ist der Grund, warum die Alten ihre Toten mit Honig einrieben, wenn sie sie in den Sarg legten.

Er nützt den Epileptikern als Wein, da er nicht wie jener Kopfschmerzen verursacht. Er regen den Appetit bei Appetitlosigkeit aufgrund von schleimigem Saft an. Er verdünnt zähflüssigen Auswurf und bewirkt, dass er ausgeschieden wird. Zusammensetzungen, die mit Honig gewonnen werden, sind schwer verdaulich und verursachen, wenn sie nicht gut zubereitet werden, Verstopfungen der Leber und der Milz. Übermäßiger und regelmäßiger Konsum verursacht Krätze.

Περὶ ματιτανίου

Τὸ ματιτάνιον παρὰ τῷ Γαληνῷ στρύχνος κηπευτὸς ὀνομάζεται. ἔστι δὲ θερμὸν καὶ ξηρὸν κατὰ τὴν δευτέραν ἀπόστασιν. ἀπογεννᾷ δὲ χυμὸν μελαγχολικόν. συνεχῶς δὲ χρώμενον ἄχροιαν ἐμποιεῖ καὶ πάθη μελαγχολικά·

μετὰ δὲ ὄξους προσφερόμενον ἀποφρακτικὸν γίνεται. δεῖ δὲ τοῦτο προεψῆσαι. διὰ γὰρ τὸ πολὺ τῆς ἑψήσεως τὸ πολὺ τῆς ἐν αὐτῷ κακοχυμίας ἀποβάλλει.

Περὶ τῶν μυρσινοκόκκων

Τὰ μυρσινόκοκκα ψυχρά ἐστι καὶ ξηρὰ κατὰ τὴν πρώτην ἀπόστασιν. ὠφελεῖ δὲ τοὺς αἱμοπτυϊκοὺς καὶ τοὺς σκορπιοδήκτους καὶ πρὸς γαστρόρροιαν. ἐπέχει γὰρ ἰσχυρῶς. βλάπτει δὲ τὴν κύστιν.

τὰ δὲ λευκὰ καὶ γλυκέα μετέχουσί τινος θερμότητος. πάντα δὲ τὴν γαστέρα ἐπέχει καὶ κωλύει τὰς θερμὰς καὶ ὑγρὰς ἀναθυμιάσεις. δρᾷ δὲ τὸ αὐτὸ καὶ τοῦ φυτοῦ τὰ φύλλα ὀσφραινόμενα καὶ τῇ κεφαλῇ ἐπιτιθέμενα. ὠφελοῦσι δὲ καὶ πρὸς τὰς ἀπὸ θερμότητος ὀδονταλγίας, εἰ τῷ ἀφεψήματι αὐτῶν ἔτι θερμῷ ὄντι κλύσει τις τὸ στόμα.

πρὸς δὲ τὸ συνέχειν τρίχας ἐκπιπτούσας λυσιτελοῦσιν οἱ κόκκοι ἅμα κηκιδί μετὰ τὸ λεανθῆναι σὺν ἐλαίῳ τῇ κεφαλῇ ἐπιτιθέμενοι. τοὺς δὲ ὑπὸ ἐχίδνης ἢ ὄφεως δηχθέντας ὀνίνησιν ὁ τῶν φύλλων χυλὸς μέχρις ἡμιλίτρου μεταλαμβανόμενος.

φησὶ δὲ Δημόκριτος, ὥς τινα φυσικὴν συμπάθειαν ἔχει ἡ μυρσίνη πρὸς τὴν ῥοιάν. φυτευόμεναι γὰρ πλησίον ἀλλήλων εὐφορώταται γίνονται. περιπλέκονται δ' ἀλλήλαις αἱ ῥίζαι, κἂν μὴ πάνυ ἐγγὺς ὦσιν.

(87) Aubergine

Die Aubergine wird von Galenos als Garten-Nachtschatten bezeichnet. Sie ist warm und trocken im zweiten Grad. Sie verursacht einen schwarzgalligen Körpersaft. Ihre häufige Anwendung verursacht Blässe des Teints und schwarzgallige (melancholische) Leiden.

Mit Essig eingenommen, beseitigt sie Verstopfungen. Man muss sie vorher kochen, denn ein starkes Kochen treibt einen großen Teil der Schlechtsaftigkeit heraus, die sie enthält.

(88) Myrtenbeeren

Die Myrtenbeeren sind kalt und trocken im ersten Grad. Sie nützen denen, die Blut husten, von einem Skorpion gestochen worden sind oder Durchfall haben. Sie wirken stark verstopfend. Sie schaden der Blase.

Die weißen und süßen haben etwas an Wärme in sich. Alle aber ziehen den Bauch zusammen und verhindern heißes und intensives Schwitzen. Die Blätter der Pflanze, zerkleinert und auf den Kopf aufgetragen, haben eine ähnliche Wirkung. Sie sind gut gegen hitzebedingte Zahnschmerzen, wenn der Absud noch warm in Mundspülungen verwendet wird.

Sie nützen denjenigen, die ihre Haare verlieren, wenn die Beeren in Öl mit Galläpfeln zerdrückt werden und zur Einsalbung des Kopfes verwendet werden. Der Saft der Blätter, in einer Dosis von einem halben Pfund eingenommen, heilt die Bisse von Vipern und anderen Schlangen.

Es sagt Demokritos, dass die Myrte eine Art natürliche Sympathie für den Granatapfel (s. 115) kennt. Sie wachsen in der Tat sehr gut zusammen. Die Wurzeln verflechten sich miteinander, was sie nicht tun würden, wenn sie sehr eng verwandt wären.

Περὶ μαστίχης

Ἡ μαστίχη θερμή ἐστι μετά τινος ὑγρότητος, ὠφελεῖ δὲ τοὺς ὑπὸ γλίσχρου φλέγματος βλαπτομένους. κενοῖ δὲ φλέγμα, εἴ τις αὐτῆς ἄχρις ἐξαγίων τεσσάρων μεταλήψεται καὶ ἴσα δύναται καθαρσίῳ. λυσιτελεῖ δὲ πρὸς στομάχους ψυχροὺς οὐ μόνον ἔνδον μεταλαμβανομένη ἀλλὰ καὶ ἔξωθεν ἐπιτιθεμένη. ὡσαύτως καὶ τὸ ἐξ αὐτῆς σκευαζόμενον ἔλαιον.

Μέσπιλα

Τὰ μὲν πέπειρα μέσπιλα μετέχουσί τινος θερμότητος, τὰ δὲ ἄωρα ψυχρὰ καὶ στυφώδη καὶ γαστρὸς ἐφεκτικά.

Ἀρχὴ τοῦ ν

Περὶ νησσῶν

Αἱ τῶν νησσῶν σάρκες θερμότεραί εἰσι πάντων τῶν κατοικιδίων πτηνῶν. ὑπάρχουσι δὲ παχύχυμοι. σὺν δὲ τῷ οἰκείῳ στέατι μεταλαμβανόμεναι καταπαύουσι τὰς ἐν τῇ γαστρὶ ὀδύνας τὰς ἀπὸ τοῦ λεπτοῦ περιττώματος, πρὸς δὲ καὶ τὰς ἐν τῇ μήτρᾳ. ὠφελοῦσι δὲ καὶ πρὸς τὰς δι' ἀσθένειαν τοῦ ἥπατος γαστρορροίας, καὶ μάλιστα τὸ ἧπαρ αὐτό.

φασὶ δὲ καὶ ὡς εὔχροιαν περιποιοῦνται καὶ τὴν φωνὴν καθαίρουσι καὶ εὐεξίαν σώματος καὶ δύναμιν καλῶς πεφθεῖσαι ἐργάζονται.

δύσπεπτοι δέ εἰσι καὶ περιττωματικαί. τὸ δὲ στέαρ αὐτῶν θερμόν ἐστι καὶ λεπτομερές. ἰᾶται δὲ τὰς ἔνδον τοῦ σώματος δήξεις. ὁ δὲ Πέρσης φησί, μὴ εἶναι ἕτερον στέαρ ἢ λεπτομερέστερον ἢ διαφορητικώτερον ἢ μαλακτικώτερον.

(89) Mastix

Der Mastix ist warm mit etwas Feuchtigkeit. Er nützt denjenigen, denen von zähem Schleim Schaden zugefügt wird. Er leert den Schleim, wenn jemand von ihm bis zu 4 *Exagia* (zu je 1½ Drachmen à 4–6 g) einnimmt, und vermag das gleiche wie ein Abführmittel. Er ist nützlich bei kalten Mägen (Verstopfung), und zwar bei innerer, aber auch bei äußerer Anwendung. Ebenso (wirkt) auch das aus ihm zubereitete Öl.

(90) Mispeln

Die reifen Mispeln haben Anteil an etwas Wärme, die unreifen sind kalt, herb und den Darm verstopfend.

Beginn des Ny

(91) Enten

Das Fleisch der Enten ist wärmer als das aller anderen Hausvögel. Sie bieten auch einen sehr dicken Körpersaft. Mit dem ihm eigenen Fett eingenommen, beendet das Fleisch die Schmerzen im Darm, die durch übrige Schlacken verursacht werden, dazu auch die in der Gebärmutter. Es nützt auch gegen Durchfall aufgrund von Leberschwäche und insbesondere der Leber selbst.

Man sagt, dass es nützt, um einen guten Teint zu erhalten, die Stimme zu reinigen, dem Körper ein starkes Gefühl des Wohlbefindens zu geben und die Kraft wiederherzustellen.

Sie sind schwer verdaulich und schlackig. Ihr Fett ist warm und feinteilig. Es heilt Schmerzen im Inneren des Körpers. Der Perser sagt, es gebe kein anderes Fett, das feiner, geschmeidiger und besser abführend ist.

Περὶ τοῦ νέτ

Τὸ λεγόμενον νὲτ θερμόν ἐστι καὶ ξηρόν, ὠφελεῖ δὲ τὰς ψυχρὰς καὶ ὑγρὰς κεφαλὰς θυμιώμενον, καὶ ῥώννυσι ταύτας καὶ τὴν καρδίαν, καὶ ἁπλῶς εἰπεῖν κατὰ τὰς τῶν ἄλλων ἐξ ὧν συνετέθη δυνάμεις ἐνεργεῖ. σύγκειται δὲ ἔκ τε μόσχου καὶ ἄμπαρος καὶ ξυλαλόης Ἰνδικῆς.

Περὶ ναρκίσσου

Ὁ νάρκισσος ἀραιοτάτη ἐστὶ πόα καὶ εὐωδεστάτη καὶ ἔν τισι τόποις ἐνταῦθα [ἐν Θρᾴκῃ] γινόμενος. ἀγνοεῖται παρὰ τῶν πλείστων. τὸ γὰρ στέλεχος αὐτοῦ σμαράγδῳ παρόμοιον τὴν χροίαν, αἱ δ' ἐπιφυλλίδες ἀργύρῳ διὰ τὴν λευκότητα, τὸ δὲ μέσον αὐτῶν χρυσοειδές.

ἔστι δὲ θερμὸς καὶ ξηρὸς καὶ τῆς ἐν κεφαλῇ ὑγρότητος διαφορητικός. λέγεται δὲ ὡς καὶ τῶν ῥευματισμῶν διηνεκῶς ὀσφραινόμενος γίνεται ἀποτρεπτικός.

ἡ δὲ τούτου ῥίζα ξηραντικὴν ἔχει δύναμιν. συνουλοῖ τε τὰ τραύματα ἐπὶ τοσοῦτον ὡς κολλᾶν καὶ μέχρι τῶν περὶ τοὺς τένοντας διακοπῶν. μέχρι δὲ δραχμῶν τριῶν μεταλαμβανομένη ἔμετον σφοδρῶς κινεῖ.

Περὶ νυμφαίας

Καὶ τούτῳ τῷ φυτῷ χρῶνται πολλοὶ πρὸς ὄσφρησιν διὰ τὸ εὐῶδες, καὶ μάλιστα ἐν ταῖς θερμαῖς χώραις. ὠφελεῖ γὰρ τὰς θερμὰς καὶ ξηρὰς κεφαλὰς ὑγραῖνον ταύτας ὑπὲρ τὰ ἴα.

καταπλασσόμενον δὲ πάνυ λυσιτελεῖ πρὸς τὰς φλεγμονάς. ἐργάζονται δὲ διὰ τοῦ σταλάγματος αὐτοῦ τὸ λεγόμενον νυμφαιοζούλαπον, ἡδὺ ὂν καὶ ὠφέλιμον πρὸς τὰ θερμὰ νοσήματα.

(92) Net

Das sogenannte Net ist warm und trocken. Es nützt bei kalten und feuchten Kopfschmerzen, wenn es inhaliert wird, stärkt den Kopf und das Herz. Mit einem Wort: Es stärkt die inneren Energien. Es besteht aus Moschus (s. 83), Amber (s. 14) und indischer Holz-Aloe (s. 97).

(93) Narzisse

Die Narzisse ist ein sehr spindliges und gut duftendes Kraut, das in einigen Teilen hier vorkommt. Sie ist den meisten unbekannt. Sie hat einen grünen, smaragdähnlichen Stiel, einen silbrigen, fast weißen oberen Teil und einen goldgelben Mittelteil.

Sie ist warm und trocken. Sie leitet die Körpersäfte des Kopfes ab. Es wird gesagt, dass sie, wenn sie inhaliert wird, eine abwehrende Wirkung auf Menschen hat, die unter ständigen Flüssen (*rheumata*) leiden.

Ihre Wurzel hat eine trocknende Kraft. Sie heilt Wunden wie ein Klebstoff und ist auch bei trockenen Nerven erfolgreich. In einer Menge von 3 Drachmen (zu je 4–6 g) eingenommen, verursacht sie Erbrechen in heftiger Weise.

(94) Seerose

Auch diese Pflanze nutzen viele wegen ihres süßen Geruchs zum Inhalieren, besonders in heißen Ländern. Sie nützt bei einem heißen und trockenen Kopf, indem sie ihn besser befeuchtet als Veilchen (s. 46).

Als Pflaster ist sie nützlich gegen Entzündungen. Der daraus hergestellte Extrakt, der als Seerosen-Julep (*nymphaio-zoulapon*; zu Julep s. 39) bezeichnet wird, ist sehr angenehm und nützlich gegen heiße Krankheiten.

Ἀρχὴ τοῦ ξ

Περὶ ξυλοκεράτων

Τὰ ξυλοκέρατα, ἃ καὶ κεράτια λέγονται, ὁ μὲν Γαληνὸς διαβάλλει, εὐχόμενος μὴ μετακομίζεσθαι αὐτά, ἀφ' ὧν γίνονται τόπων, ὡς κακόχυμά τε καὶ ξυλώδη καὶ δύσπεπτα. οἱ δὲ νεώτεροι ῥωννύειν ταῦτα φασὶ τὸν στόμαχον μετὰ τὴν τροφὴν λαμβανόμενα καὶ ἐπέχειν ἰσχυρῶς τὰς γαστρορροίας αὐτὰ πρὸ τῆς τροφῆς χρώμενα.

Ξιφίας

Ὁ ξιφίας κακόχυμός ἐστι καὶ περιττωματικὸς καὶ δύσπεπτος καὶ ναυτιώδης, καὶ διὰ τοῦτο τέλεον τῆς τούτου ἐδωδῆς ἀπέχεσθαι κρεῖττον. εἰ δέ τις αὐτοῦ ἐνίοτε θελήσει μεταλαβεῖν, δριμέσι τοῦτον ἀρτύμασι θεραπευέτω καὶ οἶνον ἐπιπινέτω πάνυ παλαιὸν καὶ λεπτόν.

Περὶ ξυλαλόης

Ἡ ξυλαλόη ξύλον ἐστὶ δένδρου, γίνεται δ' ἐν διαφόροις τόποις τῶν ἐῴων ὁμοῦ καὶ νοτιωτέρων μερῶν.

καὶ ἕως μὲν ἄσηπτόν ἐστιν, οὐδεμίαν ἔχει διαφορὰν πρὸς τὰ λοιπὰ δένδρα κατὰ τὴν εὐωδίαν· σηπόμενον δὲ προσκτᾶται εὐωδίαν οὐ πάνυ μέντοι τελείαν, ἀλλὰ τέμνουσιν αὐτὸ τότε οἱ ἐγχώριοι καὶ κρύπτουσιν ὑπὸ γῆν πολλῷ χοῒ καταλύπτοντες, καὶ μετὰ χρόνον ἱκανὸν ἐκβάλλουσι τὰ ξύλα καὶ πωλοῦσι τοῖς ἐμπόροις. οἱ δὲ ἐν Αἰγύπτῳ καὶ ἐν ἑτέραις

(95) Johannisbrot

Die Johannisbrotbäume (*xylokerata*), die auch *keratia* genannt werden, schmäht Galenos und wünscht, dass sie nicht von dem Ort fortgebracht würden, an dem sie wachsen, denn sie seien schlechtsaftig, holzig und schwer verdaulich. Die neueren (Autoren) aber schreiben ihnen eine stärkende Wirkung auf den Magen zu, wenn sie am Ende der Mahlzeit gegessen werden, und eine stark unterdrückende Wirkung auf den Durchfall, wenn sie vor der Mahlzeit eingenommen werden.

(96) Schwertfisch

Der Schwertfisch ist schlechtsaftig, schlackig, schlecht verdaulich und Ekel erregend; deshalb ist es am besten, seine Einnahme als Speise gänzlich zu vermeiden. Wenn ihn jemand dennoch zu sich nehmen will, lasse man ihn mit starken Gewürzen zubereiten und einen sehr alten und feinen Wein zum Essen servieren.

(97) Holzaloe (Adlerholzbaum)

Die Holzaloe ist Holz eines Baums, der in verschiedenen Ländern des Orients sowie in einigen südlicheren Regionen wächst.

Solange es unverletzt ist, unterscheidet es sich im Duft nicht von anderen Bäumen. Doch sobald es aber verletzt ist, verströmt es einen Duft, der nicht sofort wahrnehmbar ist. Dann vergraben die Ansässigen das Holz, das sie geschlagen haben, und bedecken es mit einem großen Haufen Erde. Nach einer angemessenen Zeitspanne nehmen sie die Stücke heraus und verkaufen sie an die Händler. Die in Ägypten und in anderen

χώραις ξέουσι ταῦτα καὶ τὸν φλοιὸν ἀπορρύπτουσι καὶ εἰδοποιοῦσιν οὑτωσί. ξυλαλοῶν δὲ διαφοραί εἰσι πλεῖσται. ἡ Ἰνδική, ἥτις ἐν Ἰνδίᾳ γίνεται· ἡ Σαμφία, ἥτις ἐν Σάμφῃ γίνεται τῇ πόλει· καὶ ἡ λεγομένη σπεῆτις, ἥτις ὁμοία, διὰ τὸ μὴ εἶναι ταύτην κυρίως ξυλαλόην, ἀλλ' ὁμοίαν ξυλαλόῃ· πρὸς δὲ καὶ ἡ ὑγρά, καὶ τῆς ὑγρᾶς πάλιν διαφοραί εἰσι τέσσαρες· περὶ ὧν περίεργον ἄρτι διεξιέναι. εἰσὶ δὲ πᾶσαι θερμαὶ καὶ ξηραὶ καὶ τῆς γαστρὸς ἐφεκτικαὶ καὶ εὐστόμαχοι καὶ μάλιστα ἡ ὑγρὰ καὶ μετὰ ταύτην ἡ Ἰνδική. αἱ δὲ λοιπαὶ ἧττον ῥώννύουσι τε τὰ ἔνδον μόρια καὶ ἀποφράττουσι τὰς ἐν τῷ ἥπατι ἐμφράξεις καὶ τήκουσι τὰς ἐν τῇ γαστρὶ ὑγρότητας.

καὶ τὰ μὲν λοιπὰ εἴδη θυμιώμενα συνεχῶς φθεῖρας ἀπογεννῶσι διὰ τὴν γλυκύτητα· μόνη δὲ ἡ Ἰνδικὴ κωλύει τὴν τούτων γένεσιν διὰ τὴν δριμύτητα.

Ἀρχὴ τοῦ ο

Περὶ ὀρύζης

Ἡ ὄρυζα θερμή ἐστι κατὰ τὴν πρώτην ἀπόστασιν, ξηρὰ δὲ κατὰ τὴν δευτέραν. ἔστι δὲ τρόφιμος ἱκανῶς καὶ δύσπεπτος.

καὶ ὁ μὲν Διοσκορίδης ἐπέχειν ταύτην φησὶ τὴν γαστέρα, ὁ δὲ Γαληνὸς λέγει ὡς τούτῳ τῷ σπέρματι χρῶνται πάντες εἰς ἐπίσχεσιν γαστρὸς ὡς ἀλλοτρίαν παρεισάγων τὴν δόξαν καὶ ἀπαρεσκόμενος αὐτῇ.

ἡ μὲν οὖν λευκὴ ὄρυζα μετρίως ἐπέχει, ἡ δὲ ἐρυθρὰ πλειόνως διὰ τὴν ξηρότητα. μετὰ δὲ γάλακτος κατασκευαζομένη καὶ σὺν σακχάρῳ μεταλαμβανομένη εὐεξίαν τε καὶ εὔχροιαν περιποιεῖται καὶ τῇ γονῇ προστίθησι.

Ländern schaben das Holz ab, entfernen die Rinde und geben ihm ein besonderes Aussehen. Es gibt jedoch mehrere Sorten, unter denen wir zumindest die indische Sorte erwähnen sollten, die aus Indien stammt, und die Samphia-Sorte, die aus der Stadt Samphe stammt. Der sogenannte *speëtis*, obwohl er den anderen sehr ähnlich ist, ist nicht die echte Holzaloe, sondern eine ungefähr ähnliche Art. Es ist nicht notwendig, die vier Sorten nach ihrem Feuchtigkeitsgehalt zu besprechen, denn alle Aloe-Hölzer sind heiß, trocken und den Darm verstopfend, besonders wenn es die feuchtere Sorte ist oder die, die aus Indien kommt. Die anderen Sorten stärken in geringerem Maße die Eingeweide, halten Verstopfungen der Leber an und die Feuchtigkeiten im Darm auf.

Die übrigen Arten begünstigen bei wiederholten Ausräucherungen das Schlüpfen von Läusen aufgrund ihrer Süße; nur die indische Sorte verhindert aufgrund ihrer Schärfe deren Vermehrung.

Beginn des Omikron

(98) Reis

Der Reis ist warm im ersten Grad und trocken im zweiten. Er ist hinreichend nahrhaft und schwer verdaulich.

Dioskurides gibt an, dass er den Magen anhält. Galenos hingegen sagt, dass dieses Korn von allen verwendet wird, um den Magen zu straffen, deutet aber an, dass ihm diese Meinung fremd ist und ihm missfällt.

Der weiße Reis ist mäßig verstopfend, der rote wegen seiner Trockenheit mehr. Mit Milch und Zucker zubereitet, ist er eine Nahrung, die eine gute Konstitution bildet, einen guten Teint bewirkt und das Sperma vermehrt.

Περὶ οἴνου

Τῷ οἴνῳ χρῶνται τινὲς μὲν χάριν τῆς ἐκ τούτου ὠφελείας, οἱ δὲ διὰ τὸ τὴν ψυχὴν εὐφραίνειν, οἱ δὲ διὰ τὴν ἐν τῇ γεύσει ἡδονήν, οἱ δὲ καὶ διὰ πάντα.

καὶ ὁ μὲν νέος οἶνος θερμὸς κατὰ τὴν πρώτην ἀπόστασιν, ὁ δὲ πάνυ παλαιὸς κατὰ τὴν τρίτην· ὁ δὲ μέσος κατὰ τὴν δευτέραν. πέφυκε δὲ τῶν τρεφόντων τὸ σῶμα. καὶ ὁ μὲν ἐρυθρὸς καὶ παχὺς εἰς αἵματος γένεσιν ἐπιτηδειότατος, βραχείας δεόμενος τῆς εἰς αὐτὸ μεταβολῆς. ἐφεξῆς δὲ τούτου ὁ μέλας καὶ γλυκὺς καὶ παχύς, εἶτα πρὸς τούτοις ὁ αὐστηρός, εἶτ' ὁ κιρρός. ἧττον δὲ ἁπάντων ὁ λευκὸς καὶ λεπτὸς καὶ αὐστηρὸς τρέφει τὸ σῶμα.

καὶ οἱ μὲν τῶν οἴνων παχεῖς τροφιμώτεροι τῶν λεπτῶν καὶ δυσπεπτότεροι· οἱ δὲ λεπτοὶ εὐαναδοτώτεροι καὶ διουρητικώτεροι. πλὴν οἱ παχεῖς τῶν οἴνων σταλτικοί εἰσι τῆς γαστρός.

καί τινες ἐξ αὐτῶν ἐμ φράττουσι τὸ ἧπαρ καὶ τὸν σπλῆνα καὶ τοὺς νεφρούς. κἀντεῦθεν οἱ μὲν ὑδεριῶσιν, οἱ δὲ λιθιῶσι τῶν ἐπὶ πλέον αὐτοῖς χρωμένων καὶ μάλιστα γερόντων. τοῖς οὖν συμμέτροις τὴν κρᾶσιν σώμασιν ἐπιτήδειος ὁ τὴν χροίαν μὲν ἐρυθρὸς τῇ δὲ συστάσει λεπτὸς καὶ ὑποστύφων ἠρέμα, τοῖς δὲ φλεγματικοῖς ὁ παλαιότερος καὶ λεπτὸς καὶ κιρρὸς καὶ εὐώδης καὶ ἁλυκός.

οὐ μόνον δὲ τρέφει ὁ οἶνος ἀλλὰ καὶ τὰ μέγιστα συνεργεῖ περὶ τὴν ἀνάδοσιν τῆς τροφῆς, διεγείρει τε τὸ ἔμφυτον θερμὸν καὶ αὔξει. πολλοὶ δὲ τῶν χρωμένων αὐτῷ ξηροὶ τῷ σώματι ὄντες εἰς εὐεξίαν μετέπεσον. ἐξαίρετον δὲ ἰδιότητα ἔχει τὸ διαπορθμεύειν τὴν τροφὴν ἐπὶ τὰ μόρια, διαβιβάζων αὐτὴν καὶ διὰ τῶν στενοτάτων διόδων τῇ οἰκείᾳ λεπτομερείᾳ θερμαίνει τε τὰ μόρια καὶ εὐεξίαν ποιεῖ καὶ οὖρα προτρέπει. δι' ὧν οὐκ ἐλαχίστη ποσότης περιττωμάτων ἐκκρίνεται.

(99) Wein

Den Wein verwenden manche wegen des Nutzens, den sie daraus ziehen, manche, um ihre Stimmung zu heben, manche aus Freude am Geschmack, manche aus all diesen Gründen.

Der neue Wein ist warm im ersten Grad, der sehr alte im dritten und der mittlere im zweiten. Wein ist eine echte Nahrung für den Körper. Der rote und dickflüssige Wein ist am besten geeignet, um Blut zu bilden, denn er braucht nur eine leichte Modifikation für diese Transformation. Der zweitbeste ist der schwarze, süße und dicke, dann danach der saure, schließlich der gelbe. Am geringsten von allen ernährt der weiße, leichte und saure den Körper.

Im Allgemeinen sind dicke Weine nahrhafter als leichte, aber weniger leicht verdaulich. Leichte Weine werden leichter im Körper aufgenommen und sind harntreibender. Allerdings ziehen dicke Weine den Magen zusammen.

Manche von ihnen verursachen Verstopfungen der Leber, der Milz und der Nieren, manchmal Wassersucht oder Steinleiden bei Menschen, die zu viel davon nehmen und besonders bei alten Menschen. Für Menschen mit ausgewogener Körpersäfte-Mischung ist ein roter Wein von leichter Konsistenz und geringer Herbheit vorteilhaft; für Phlegmatiker aber ein Wein, der ziemlich alt, leicht, gelb, mit einem angenehmen Geruch und salzig ist.

Wein nährt nicht nur, sondern erleichtert auch die Aufnahme der Nahrung erheblich und stimuliert und stärkt die natürliche Wärme. Viele Menschen, deren Körper trocken ist, erhalten durch die Anwendung ein gutes Allgemeinbefinden. Er hat eine herausragende und besondere Wirkung, indem er die Verteilung der Nahrung zu den Körperteilen erleichtert und sie verbreitet, indem er in den engsten Kanälen des Körpers umläuft. Dank seiner eigenen Feinheit wärmt er die Gliedmaßen, sorgt für Wohlbefinden und regt den Urin an. Dadurch ist seine nicht geringste Qualität, dass er keine Schlacken im Körper zurücklässt, ohne sie zu beseitigen.

δήλη δέ ἐστι μᾶλλον ἡ τοῦ οἴνου ἐνέργεια ἐν τοῖς ψυχροῖς καὶ ξηροῖς σώμασι, καὶ ἐφ' ὧν ἔλαττόν ἐστι τὸ ἔμφυτον θερμόν, ὡς ἐπὶ γερόντων καὶ ἀνακομιζομένων. ὁ δὲ παλαιὸς οἶνος καὶ τὴν γαστέρα προτρέπει καὶ τὰς ἐμφράξεις ἀποφράττει καὶ ὠφέλιμός ἐστιν οἷς ἀθροίζεται φλεγματικὸς χυμὸς ἐν τοῖς σώμασιν. ὁ δὲ νέος ἐμπνευματώσεις ποιεῖ καὶ δύσπεπτός ἐστι καὶ παχὺν ἀπογεννᾷ χυμὸν καὶ καρηβαρίας καὶ κεφαλαλγίας ποιεῖ. δεῖ δὲ παρατηρεῖσθαι τὴν τῶν οἴνων χρῆσιν τοὺς θερμαινομένους καὶ πυρέττοντας.

φησὶ γὰρ ὁ Γαληνὸς ἐν τῷ περὶ κράσεων, οἴνῳ δὲ ἴδιον ἐξαιρετὸν ὑπάρχει τὸ τάχος τῆς μεταβολῆς ὡς δᾳδὶ καὶ θρυαλλίδι καὶ στυππείῳ καὶ πίττῃ. τοῦ δὲ εὐφραίνειν τὴν ψυχὴν τινὲς μὲν αἰτίαν λέγουσι τὸ λεπτύνειν αὐτὸν τὸν μελαγχολικὸν χυμόν, οἱ δὲ τὸ ἐξαπλοῦν καὶ εὔρουν ποιεῖν τὸ αἷμα. τεκμαίρονται δὲ τοῦτο ἐκ τῶν διὰ πλῆθος αἵματος ἐν τῇ κεφαλῇ παραφρονούντων. ἔστι δὲ ἡ τούτων παραφροσύνη μετὰ γέλωτος.

οὐ μόνον δὲ εἰς τὸ σῶμα δρᾷ, ὡς προείπομεν, ἀλλὰ καὶ ἐν τῇ ψυχῇ ἀλλοιώσεις τινὰς ἐνδείκνυται παραδόξους. εὐφραίνει γὰρ ταύτην καὶ εὔελπιν ἐργάζεται καὶ ἀνδρείαν καὶ εὐμετάδοτον. καὶ πολλοὺς ἄν τις δειλοὺς ἴδῃ ἐπὶ τῇ τούτου πόσει θρασυνομένους καὶ εὐθυμοῦντας καὶ ἐλπίσιν ἀγαθαῖς τρεφομένους, καὶ φειδωλοὺς εὐμεταδότους γινομένους, καὶ σιωπηλοὺς καὶ νουνεχεῖς ἄμετρα διαλεγομένους, ὅπερ καὶ Ὅμηρος ἐδήλωσεν εἰπών·

οἶνος γὰρ ἀνώγει
ἠλεὸς ὅς τ' ἐφέηκεν ἐχέφρονά περ μάλ' ἀεῖσαι
καί θ' ἁπαλὸν γελάσαι, καί τ' ὀρχήσασθαι ἀνῆκε
καί τι ἔπος προεῆκεν ὅπερ τ' ἄρρητον ἄμεινον.

τινὲς δὲ καὶ φιλαλήθεις ἐπὶ τῷ πότῳ γίνονται. οἶνος γὰρ καὶ ἀλήθεια, φησὶ παροιμία τις. ἡ δὲ τούτου συνεχὴς καὶ ἄμε-

Die Kraft des Weins ist bei kalten und trockenen Naturen, die von Natur aus nicht sehr warm sind, sowie bei alten Menschen und Rekonvaleszenten am deutlichsten. Der alte Wein reinigt die Gedärme, beseitigt Verstopfungen und entlastet Menschen, bei denen sich schleimiger Saft im Körper angesammelt hat. Neuer Wein verursacht Blähungen, ist schlecht verdaulich, erzeugt einen dickeren Saft, verursacht Schweregefühl und Kopfschmerzen. Der Gebrauch von Wein muss bei Menschen mit heißer Körpersäfte-Mischung und bei denen überwacht werden, die Fieber haben.

Galenos sagt nämlich in seinem Werk über die Körpersäfte-Mischungen, dass die herausragende Eigenschaft des Weins die Schnelligkeit seiner Transformation ist wie bei der Fackel, dem Docht, dem Kienspan und dem Pech. Als Grund dafür, dass Wein die Seele aufmuntert, nennen einige, dass er den schwarzgalligen (melancholischen) Saft erleichtert; andere, dass er das Blut versechsfacht und gut flüssig macht. Belegt werde dies durch die Verrücktheiten wegen der Menge des Bluts im Kopf. Bei diesen (Menschen) kommt es jedoch zu einer Verrücktheit mit Lachen.

Nicht nur auf den Körper wirkt der Wein also, wie wir schon gesagt haben, sondern auch auf die Seele und zeigt unerwartete Veränderungen. Er macht sie fröhlich und hoffnungsvoll, mutig und großzügig. Viele, die man als Ängstliche sieht, sind nach dem Trinken kühn, selbstsicher und voll guter Hoffnung; Geizige werden großzügig und Schweigsame und Bedächtige werden maßlos redselig werden, wie auch Homer (*Odyssee* 14,463–466) offenbarte, als er sagte:

Der Wein übermannt mich,
der den Besonnenen auch zum Singen verleitet,
ihn zu herzlichem Lachen reizt und zum Tanzen, zuweilen
Dinge ihn ausschwatzen lässt, die er lieber zurückhalten sollte!

Manche werden nach dem Trinken aufrichtig, denn Wein ist Wahrheit, wie ein Sprichwort sagt. Der ständige und übermä-

τρος χρῆσις τὸν ζωτικὸν καταλύει τόνον καὶ τὸ ἔμφυτον καταβαπτίζει θερμόν, καὶ ἀποπληξίας πολλάκις ἐργάζεται καὶ ἐπιληψίας καὶ τρομώδη τοῦ σώματος διάθεσιν καὶ αὐτοῦ καθάπτεσθαι ποιεῖ τὴν βλάβην τοῦ ἡγεμονικοῦ. καὶ διὰ τοῦτο τῶν οὕτως χρωμένων αὐτῷ, αἵ τε αἰσθήσεις ἀχλυώδεις καὶ ἡ διάνοια οὐ καθαρά. καὶ ὁ ποιητὴς δὲ δηλῶν τὸ ἐν αὐτῷ ἐκλυτικὸν φησί·

> μή μοι οἶνον ἄειρε μελίφρονα, πότνια μῆτερ,
> μή μ' ἀπογυιώσῃς μένεος τ' ἀλκῆς τε λάθωμαι.

Περὶ ὄξους

Περὶ τοῦ ὄξους πολλὴ ἀμφιβολία τοῖς ἀρχαίοις γέγονε. τῶν μὲν λεγόντων θερμὸν τοῦτο εἶναι διὰ τὴν λεπτομέρειαν, τῶν δὲ ψυχρὸν διὰ τὸ φανερῶς ψύχειν τὸ σῶμα μεταλαμβανόμενον· καὶ τέλος ἀπεδείχθη ψυχρὸν μὲν κατὰ τὴν πρώτην ἀπόστασιν, ξηρὸν δὲ κατὰ τὴν τρίτην.

λυσιτελεῖ δὲ πρὸς τὴν ἐκ τῶν δηλητηρίων τῶν πηγνύντων τὸ αἷμα βλάβην οἷον ὀπίου καὶ κωνείου. ἀναλύει τε τὸ πηγνύμενον γάλα ἐν τῇ γαστρὶ καὶ τοὺς παχεῖς καὶ γλίσχρους χυμοὺς λεπτύνει, ὠφέλιμόν τέ ἐστι πρὸς τὰς ἐκ θερμότητος ὀδονταλγίας διακλυζόμενον καὶ πρὸς τὰ ἐρυσιπέλατα ἀναχαιτίζον τὴν ἐπιρροὴν τῶν δριμέων χυμῶν.

καταπαύει τε τὴν ἐκ θερμότητος καὶ ὑγρότητος δίψαν μεθ' ὕδατος λαμβανόμενον καὶ ἐπέχει τὴν τοῦ αἵματος ῥοήν. πρός τε τὴν δῆξιν τοῦ λυσσῶντος κυνὸς ὀνίνησιν ἐπιρραινόμενον καὶ πρὸς ἰκτεριῶντας ὀφθαλμοὺς ἐν βαλανείῳ ὀσφραινόμενον συνεχέστερον καὶ πρὸς δῆγμα σκορπίου θερμὸν τοῦτο ἐπιχεόμενον.

καὶ πάνυ τοὺς θερμοὺς τὴν κρᾶσιν ὠφελεῖ καὶ σφοδρῶς τὴν ξανθὴν καταπαύει χολήν. βλάπτει δὲ τὰ νεῦρα διά τε τὸ ἄναιμα εἶναι καὶ τὸ ἐν τῷ βάθει αὐτῶν διεισδύνειν διὰ τὴν λεπτομέρειαν, ὡσαύτως καὶ τὰς ψυχρὰς καὶ μελαγχολικὰς

ßige Gebrauch von Wein schwächt jedoch die Lebenskraft, ertränkt die natürliche Hitze, erzeugt oft Schlaganfall und Epilepsie, lässt den Körper zittern, macht ungeschickt und schädigt den Geist. Außerdem haben diejenigen, die ihn missbrauchen, abgestumpfte Sinne und eine schwache Intelligenz. Der Dichter, der sich an den Verfall erinnert, zu dem der Wein führt, sagt (Homer, *Ilias* 6,264–265):

> Lieblichen Wein darfst du mir nicht geben, ehrwürdige Mutter,
> schwächen sollst du mich nicht, ich darf nicht die Kräfte verlieren.

(100) Essig

Über den Essig gab es unter den antiken Schriftstellern viel Uneinigkeit. Einige sagten, dass er wegen seiner schneidenden Wirkung warm sei, andere, dass er kalt sei, da er offensichtlich den Körper kühlt. Schließlich wurde gesagt, dass er kalt im ersten Grad sei, trocken im dritten.

Er ist nützlich gegen den Schaden aus blutgerinnenden Giften wie Opium (s. 85) und Schierling. Er löst geronnene Milch im Magen auf, vermindert dicke und zähe Körpersäfte, lindert bei Mundbädern Zahnschmerzen durch Hitze und stoppt den Zustrom von feurigen Körpersäften bei Erysipeln (Wundrosen).

Als Getränk mit Wasser eingenommen löscht er den Durst, der durch Hitze und Feuchtigkeit entsteht, indem er den Blutfluss unterstützt. Er ist nützlich im Aufguss, bei Bissen von tollwütigen Hunden, in wiederholten Bädern, auf den Augen von Gelbsüchtigen und, in heißer Anwendung, auf den Stichen von Skorpionen.

Essig ist sehr günstig für heiße Körpersaft-Mischungen und nützt sehr gegen gelbe Galle. Er schadet den Nerven, da sie blutleer sind und er aufgrund seiner Flüssigkeit in ihre Tiefen eindringt. Er ist auch nicht gut für kalte, schwarzgallige

κράσεις καὶ τοὺς ἀρθριτικούς. ἐκκόπτει τε τὴν τῶν ἀφροδισίων ὄρεξιν καὶ ἰσχναίνει τὸ σῶμα. δεῖ δὲ τούτου ἀπέχεσθαι τοὺς ψυχροὺς καὶ ξηροὺς τὴν κρᾶσιν καὶ τοὺς ἀσθενῆ ἔχοντας τόν τε θώρακα καὶ τὸν πνεύμονα καὶ τὰ νεῦρα. εἰ δέ ποτε καὶ χρήσοιντο τούτῳ θεραπευέτωσαν τὴν ἐκ τούτου βλάβην μέλιτι ἢ γλυκυτάτοις ἐδέσμασι καὶ θερμοτάτοις ἀρτύμασι.

βλάπτει δὲ καὶ τὴν ὄψιν. πρὸς δὲ τὰς ἐκ πυρὸς ἑλκώσεις εὐθὺς ἐπιτιθέμενον λυσιτελεῖ καὶ τὴν γαστέρα ἐπέχει καὶ τὴν τῆς τροφῆς ὄρεξιν διεγείρει. τοῖς τε νεαροῖς τραύμασιν ἐρίῳ ἐμβρεχόμενον καὶ ἐπιτιθέμενον κωλύει τὴν τούτων φλεγμονήν, καὶ ὁ τοῦ ζέοντος ἀτμὸς πρὸς τὸν ἐν τοῖς ὠσὶν ἦχον καὶ τὰς βαρυκοΐας ἐπιτήδειός ἐστιν. ὠφελεῖ δὲ τὸ ὄξος ταῖς φλεγμοναῖς ἐπιτιθέμενον καὶ τὰς τοῦ σώματος κνησμονὰς καταπαύει, καὶ τοῖς ψυχροῖς δήγμασι τῶν ἰοβόλων θερμὸν ἐπιρραινόμενον ὀνίνησι, ψυχρὸν δὲ τοῖς θερμοῖς.

λέγεται δὲ ἰδιότητί τινι καταπαύειν καὶ τὰς χρονίας βῆχας, τὰς δὲ ἐπιγινομένας ἐπιτείνειν. πρὸς δὲ τὴν φρενῖτιν νόσον καὶ τὰς τῆς κεφαλῆς φλεγμονὰς σὺν ῥοδίνῳ ἐπαλειφόμενον οὐκ ἐλάχιστον ἄκος γίνεται, ὡσαύτως καὶ πρὸς τοὺς διψώδεις ὑδερικοὺς διὰ τὸ ἀπὸ θερμότητος καὶ ὑγρότητος εἶναι τὴν δίψαν αὐτῶν.

Ὄρνιθες

Ἡ τῶν ἀλεκτορίδων καὶ τῶν ὀρνιθοπούλων τῶν λεγομένων σὰρξ εὔπεπτός ἐστι καὶ εὔχυμος καὶ μάλιστα τῶν ἀρχομένων ᾠοτοκεῖν. δευτέρα δέ ἐστιν εἰς εὐχυμίαν μετὰ τὴν τῶν ἀταγήνων. τρέφει δ᾿ οὖν πλεῖον ἐκείνων καὶ μάλιστα εἰ πιμελώδης ἐστίν. ἡ τοιαύτη δὲ ὑγραίνει τὸ σῶμα, ὠφελεῖ δὲ τοὺς σφοδρῶς γυμναζομένους καὶ εὔχροιαν περιποιεῖ-

(melancholische) und arthritische Körpersäfte-Mischungen. Er hält das sexuelle Verlangen an und macht den Körper gehemmter. Es müssen sich seiner die enthalten, die eine kalte und trockene Körpersäfte-Mischung, einen schwachen Oberkörper, Lunge und Nerven haben. Wenn jemand dieser Art ihn benutzt hat, muss man den daraus resultierenden Schaden mit Honig, süßen Speisen und sehr warmen Gewürzen bekämpfen.

Er schadet auch der Sehkraft. Nützlich ist er bei Geschwüren, die durch Brennen verursacht werden, wenn er sofort aufgebracht wird. Er strafft den Magen und regt den Appetit an. Auf neue Wunden mit in Essig getränkter Wolle aufgelegt, verhindert er deren Entzündung. Der Dampf von kochendem Essig ist nützlich gegen Klingeln und Verhärtungen im Ohr. Bei lokaler Anwendung beruhigt der Essig Entzündungen und Juckreiz am Körper. Er nützt, wenn er heiß aufgegossen wird, bei kalten Wunden von Giftpfeilen, und wenn er kalt aufgegossen wird, bei solchen, die von Hitze begleitet werden.

Man sagt, dass er dank einer besonderen Eigenschaft chronischen Husten anhält, aber frischen Husten verstärkt. Gegen Tobsucht (*phrenitis*) und Entzündungen des Kopfes ist er, mit Rosenöl aufgesalbt, ein nicht geringes Mittel, ebenso gegen den Durst von Wassersüchtigen, der durch das Übermaß ihrer Temperatur und den übermäßigen Genuss von Flüssigkeit entsteht.

(101) Geflügel (Hühner)

Das Fleisch der Hühner und der sogenannten Jungvögel ist gut verdaulich und gutsaftig, insbesondere zu Beginn der Legezeit. Es steht an zweiter Stelle in der Gutsaftigkeit nach den Haselhühnern. Es nährt nicht mehr als jene, insbesondere, wenn es fettig ist. Das derartige Fleisch befeuchtet den Körper, nützt denjenigen, die viel trainieren, gibt einen gu-

ται, καὶ προστίθησι τῇ γονῇ καὶ τῇ τοῦ ἐγκεφάλου οὐσίᾳ καὶ μάλιστα ὁ τούτων μυελός. τρέφει γὰρ ἱκανῶς τὸν ἐγκέφαλον καὶ διὰ τοῦτό φασι τοῖς κουφοτέροις τὸν λογισμὸν λυσιτελεῖν.

οὐ δεῖ δὲ τὸν ἀλεκτορίδων μεταλαμβάνοντα καὶ ὀξυγάλακτος εὐθὺς μετασχεῖν. τετήρηται γὰρ κωλικὰς τὸ τοιοῦτον ἀπογεννᾶν νόσους.

τὰ δὲ λεγόμενα ὀρνιθόπουλα εὔπεπτά ἐστιν. ἀπογεννᾷ δὲ αἷμα σύμμετρον τῇ συστάσει μήτε πάνυ λεπτὸν μήτε πάνυ παχύ. λυσιτελοῦσι δὲ τοῖς ἀγυμνάστοις καὶ ταῖς ἐμφράξεσι συνεχέστερον ἁλισκομένοις. προτρέπουσι δὲ τὴν γαστέρα καὶ ὠφελοῦσι τοὺς τὸν στόμαχον θερμαινομένους.

Περὶ ὀρτύγων

Ἡ τῶν ὀρτύγων σὰρξ θερμή ἐστι καὶ παχυμερὴς καὶ δύσπεπτος καὶ κακόχυμος. ἐπέχει δὲ τὴν γαστέρα. ὁ δὲ ταύτης ζωμὸς προτρέπει ταύτην, καὶ διὰ τοῦτο λυσιτελεῖ τοῖς ὑπὸ κωλικοῦ νοσήματος ὀχλουμένοις. ἡ δὲ τῶν ὀρτύγων χολὴ πρὸς δακρύοντας ὀφθαλμοὺς ὀνίνησιν.

Περὶ ὀστρακοδέρμων

Τὰ ὀστρακόδερμα πάντα ἁλυκὸν ἔχει χυμὸν ἐν τῇ σαρκί. ὑπάγουσι πάντα τὴν γαστέρα, ἀπογεννῶσι δὲ χυμὸν ὠμόν, καὶ τὰ πλεῖστα σκληρὰν ἔχει τὴν σάρκα. τούτων κρείττονα τὰ λεγόμενα κτένια καὶ τὰ ὄστρεα διὰ τὸ μαλακωτέραν ἔχειν τὴν σάρκα τῶν ἄλλων ὀστρακοδέρμων. ἀλλὰ καὶ ταῦτα φλέγμα ἀπογεννᾷ, τὰ δὲ λεγόμενα ὀμύδια δύσχρηστα.

ten Teint, vermehrt das Sperma und die Gehirnmaterie, und zwar insbesondere ihr Mark. Es nährt ausreichend das Geflügelhirn; deshalb sagt man auch, dass es für diejenigen nützlich ist, deren Verstand zu leicht ist.

Man darf Hühner und Sauermilch nicht gleichzeitig essen. Derartiges bringt Krankheiten hervor und hat Koliken zur Folge.

Die sogenannten Jungvögel sind gut verdaulich. Sie bringen ein Blut hervor, das sich ausgewogen zwischen großer Flüssigkeit und zu dicker Konsistenz befindet. Sie sind nützlich für diejenigen, die nicht trainiert sind und die unter ständigen Verstopfungen leiden. Sie regen den Stuhlgang an und nützen denen mit einem erwärmten Magen.

(102) Wachteln

Das Fleisch der Wachteln ist warm, von dicker Konsistenz, unverdaulich und schlechtsaftig. Es strafft den Magen, aber die Brühe aus ihm sorgt im Gegenteil dafür, dass er sich entleert; daher ist sie nützlich für Menschen, die mit Koliken belastet sind. Wachtelgalle ist nützlich bei tränenden Augen.

(103) Schalentiere (Muscheln)

Die Schalentiere haben alle einen salzigen Saft in ihrem Fleisch. Sie alle lockern den Darm und bringen einen rohen Saft hervor; die meisten haben ein zähes Fleisch. Am besten sind die sogenannten *ktenia* (Kammmuscheln, etwa Jakobsmuscheln) und Austern, denn ihr Fleisch ist zarter als das der anderen Schalentiere. Trotzdem bringen sie Schleim hervor. Die sogenannten *omydia* (Miesmuscheln) sind unbrauchbar.

Ἀρχὴ τοῦ π

Περὶ πεπέρεως

Τὸ πέπερι θερμόν ἐστι καὶ ξηρὸν κατὰ τὴν τρίτην ἀπόστασιν, τμητικὸν δὲ τυγχάνει τῶν παχέων καὶ γλίσχρων χυμῶν καὶ πνευμάτων διαφορητικὸν καὶ πρὸς τὴν πέψιν συνεργὸν καὶ διουρητικόν. διασκεδάζει δὲ καὶ τὰς ἐν τῷ στήθει καὶ τῷ πνεύμονι καὶ τῇ γαστρὶ ὑγρότητας. βλάπτει δὲ τοὺς νεφροὺς καὶ τῇ ὑστέρᾳ ὑποτιθέμενον κατὰ τὴν συνουσίαν ἐμποδίζει τῇ συλλήψει καὶ ἄτοκον ποιεῖ τότε τὴν γυναῖκα.

τινὲς δὲ αὐτὸ ἐν τῇ τετάρτῃ τεθείκασι τάξει τῶν θερμαινόντων καὶ τῶν ξηραινόντων.

Περὶ πηγάνου

Πήγανον τὸ μὲν ἄγριον θερμόν ἐστι καὶ ξηρὸν κατὰ τὴν τετάρτην ἀπόστασιν, τὸ δὲ ἥμερον κατὰ τὴν τρίτην. τέμνει δὲ τοὺς παχεῖς καὶ γλίσχρους χυμοὺς καὶ δι' οὔρων κενοῖ καὶ πρὸς ἐμπνευματώσεις ἁρμόττει καὶ τὰς πρὸς τὰ ἀφροδίσια προθυμίας ἐπέχει καὶ ξηραίνει γενναίως.

τοῦ δὲ ἀγρίου πηγάνου ἡ δύναμις διάπυρός ἐστι καὶ ἑλκωτικὴ καὶ μάλιστα κύστεως. καὶ διὰ τοῦτο οἱ ποδαγρικοὶ πίνοντες φάρμακον δι' ἀγρίου πηγάνου πονηρῶς διατίθενται τὴν κύστιν. εἰ δὲ μὴ ταύτην βλαβῶσι κατὰ πολὺ ὠφελοῦνται.

μίγνουσι δέ τινες τῷ τοιούτῳ φαρμάκῳ καὶ πήγανον ἥμερον ὡς ἧττον βλαβερὸν κύστεως. λυσιτελεῖ δὲ καὶ πρὸς τοὺς πνευματίας ὑδέρους καὶ τοὺς ἀνὰ σάρκα καὶ ὠφελεῖ τοὺς ὑπὸ ἐχίδνης δηχθέντας καὶ τοὺς μήκωνος ὀπὸν ἢ ἀκόνιτον πίοντας καὶ τοὺς κωλικούς, πινόμενόν τε καὶ ἐνιέμενον.

λέγεται δὲ καὶ ὡς ὀξυδερκές ἐστιν ἐσθιόμενον, καὶ διὰ τοῦτο οἱ πρὶν ζωγράφοι συνεχῶς αὐτοῦ ἀπεγεύοντο, τινὲς δὲ καὶ τὸν τούτου χυλὸν μέλιτι μιγνύντες ὀξυωπὲς ποιοῦσι

Beginn des Pi

(104) Pfeffer

Der Pfeffer ist warm und trocken im dritten Grad. Er zerlegt dicke und zähe Körpersäfte, vertreibt Darmwinde, fördert die Verdauung und ist harntreibend. Er entfernt Flüssigkeiten aus der Brust, der Lunge und dem Bauch, schadet aber den Nieren. Wenn er nach dem Geschlechtsverkehr auf die Gebärmutter aufgetragen wird, verhindert er die Befruchtung und macht die Frau steril.

Manche zählen ihn zu den erhitzenden und austrocknenden (Stoffen) im vierten Grad.

(105) Raute (Weinraute)

Die wilde Raute ist warm und trocken im vierten Grad, die kultivierte im zweiten. Sie wirkt gegen dicke und zähe Körpersäfte und bewirkt deren Ausscheidung über den Urin. Sie ist gut gegen Entzündungen, hält das sexuelle Verlangen an und trocknet stark aus.

Die wilde Raute ist brennend und hat eine eiternde Wirkung, besonders auf die Blase. Aus diesem Grund haben an Fußgicht Leidende, die aus wilder Raute hergestellte Arzneimittel trinken, Blasenschmerzen. Wenn sie diesen Schaden nicht verursachen, nützen sie vielfach.

Einige verwenden in der Zusammensetzung dieses Mittels die kultivierte Raute, die weniger schädlich für die Blase ist. Sie ist nützlich für keuchende Wassersüchtige und für an Anasarka (großen Ödemen) Leidende, nützt den von einer Viper Gebissenen, gegen die Aufnahme von Mohn- oder Eisenhutsäften und in Tränken oder Einläufen gegen Koliken.

Man sagt, dass der Verzehr der Pflanze die Sehschärfe steigert, weshalb Maler sie in der Vergangenheit immer wieder verwendeten und manche den Pflanzensaft mit Honig misch-

φάρμακον. βοηθεῖ δὲ καὶ δυσουρίαις μετ' ἐλαίου ἑψόμενον καὶ δι' αὐτοῦ πυριωμένης τῆς κύστεως καὶ ἐπὶ δυσπνοϊκῶν δοθὲν μετ' ὀξυμέλιτος εὐθὺς ὤνησεν. ἐπὶ δὲ ληθαργικῶν πινόμενον καὶ διὰ κλυστῆρος ἐνιέμενον ἴαμα γίνεται. λύει δὲ καὶ τοὺς τῶν ἰσχίων πόνους τοὺς ἀπὸ ψυχροῦ χυμοῦ πινόμενον καὶ καταπλασσόμενον. ἐπὶ δὲ τῶν ποδαγρικῶν καὶ τῶν τὰ γόνατα ἀλγούντων διὰ φλεγματικὸν χυμὸν ταχὺ ὀνίνησι καὶ τὰς ὀδύνας πραΰνει, ἐσχάρας τε τὰς ἀπὸ ἀνθράκων ταχὺ ἀφίστησι καταπλασσόμενον μετὰ μέλιτος ἢ σταφίδων. τονοῖ δὲ τὰ ἔντερα οὐ θερμότητι δὲ μόνον ἀλλὰ καὶ ἰδιότητί τινι ἰσχιαδικοὺς ὀνίνησιν. ἔστι δὲ καὶ ἀποφρακτικὸν τῶν ἐν τῷ ἥπατι καὶ τῷ σπληνὶ ἐμφράξεων. δεῖ δὲ τοὺς ξανθηχόλους τούτου ἀπέχεσθαι· θερμαίνει γὰρ τοὺς τοιούτους καὶ ἀναλύει τὸ λεπτὸν αἷμα καὶ καταλείπει τὸ παχὺ καὶ ποιεῖ τοῦτο μελαγχολικόν.

λέγεται δὲ ὡς εἰ ἐκ τοῦ χυλοῦ αὐτοῦ πίῃ ἔγκυος γυνὴ ἐκτιτρώσκει, καὶ εἰ ἐπὶ ἡμέραις πεντεκαίδεκα τῶν φύλλων αὐτοῦ μεταλάβῃ ὁμοίως ποιεῖ, καὶ ὡς εἰ νῆστις αὐτοῦ τις μεταλάβῃ τῇ ἡμέρᾳ ἐκείνῃ ὑπὸ δηλητηρίου οὐ βλαβήσεται.

Περὶ παγούρων

Τὰ παγούρια ἤτοι καρκίνοι ἔχουσί τινα ἁλυκὸν χυμὸν ἥττονα μέντοι τῶν ὀστρακοδέρμων. ἐπέχουσι δὲ τὴν γαστέρα μετὰ τὸ ἀποθεῖναι ἐν τῷ ὕδατι τὸν ἁλυκὸν χυμὸν διὰ τῆς ἑψήσεως.

οἱ δὲ ποτάμιοι ὠφελοῦσι πρὸς τὴν ἐν τῷ πνεύμονι πληγήν, βλάπτουσι δὲ τὴν κύστιν. φησὶ δὲ ὁ λογιώτατος Κώνστανς ὁ λεγόμενος Ῥωμαῖος, ὡς εἰ ἑψηθῶσιν οἱ ποτάμιοι καρκίνοι ἐν ἐλαίῳ, πάνυ ὀνησιφόρον γίνεται τὸ ἔλαιον ἐπισταζόμενον ὠσὶ περιαλγοῦσιν ἐκ θερμότητος. ὠφελοῦσι δὲ μεταλαμβανόμενοι καὶ τοὺς δυσφοροῦντας διὰ δηλητηρίου

ten, um ein Augenwasser herzustellen. In Öl gekocht, lindert sie Harnzwang aufgrund ihrer wärmenden Wirkung auf die Blase. Sie hilft bei Atemnot, wenn sie mit Honigessig verabreicht wird. Gegen Lethargie wirkt sie, wenn sie als Getränk oder Einlauf eingenommen wird. Sie lindert die Schmerzen in den Hüften, die durch die Kühlung der Körpersäfte entstehen, entweder als Trank oder als Pflaster. Sie bringt schnell eine Verbesserung für diejenigen, die an Zehengicht oder an Gicht an den Knien als Folge eines Überschusses an schleimigem Saft leiden; sie erweicht die Schmerzen und heilt die Karbunkel in Form eines Pflasters mit Honig oder Rosinen. Sie strafft nicht nur die Eingeweide durch ihre wärmende Wirkung, sondern nützt durch eine spezifische Wirkung auch den Hüftleidenden. Sie beseitigt Verstopfungen der Leber und der Milz. Diejenigen, die zu gelber Galle neigen, müssen darauf verzichten, denn sie erhitzt sie, verdampft das dünne Blut, lässt das dicke übrig und macht es schwarzgallig (melancholisch).

Man sagt, dass eine schwangere Frau, die ihren Saft trinkt, ihren Fötus abtreibt und dass ihre Blätter, wenn sie 15 Tage lang aufgenommen werden, das gleiche Ergebnis haben. Wenn man sie auf nüchternen Magen einnimmt, ist man einen Tag lang vor der Schädlichkeit eines Gifts sicher.

(106) Taschenkrebse

Die Taschenkrebse oder Krebslein haben einen salzigen Körpersaft, aber in geringerem Maße als Schalentiere. Sie straffen den Magen, wenn sie nach dem Kochen im Wasser ihren salzigen Saft verloren haben.

Die Flusskrebse nützen gut für Lungenverletzungen, sind aber ungünstig für die Blase. Der hochgelehrte Constans, genannt der Römer, sagt, dass Flusskrebslein in Öl gekocht werden und dass dieses Öl eingeträufelt ein sehr nützliches Mittel gegen Ohrenschmerzen aufgrund von Wärme ist. In einem Trank eingenommen, nützen sie auch denen, die von einem

πόσιν ἢ δῆξιν ἰοβόλου. λέγεται δὲ ὡς ξηραινόμενοι καὶ λειοτριβούμενοι καὶ τοῖς σκληροῖς ἀποστήμασιν ἐπιτιθέμενοι μαλάσσουσι ταῦτα, ἐκβάλλουσι δὲ καὶ τὰς τῶν βελῶν ἀκίδας ἐκ τοῦ σώματος.

Πέπων

Ὁ πέπων ψυχρός ἐστι καὶ ὑγρὸς κατὰ τὴν δευτέραν ἀπόστασιν, ἧττον δὲ ψυχρὸς ὁ γλυκύς. ἔστι δὲ ὁ πεπεμμένος λεπτομερεστέρας οὐσίας, ῥυπτικῆς τε καὶ τμητικῆς μετείληφε δυνάμεως, ὅθεν διουρητικός ἐστι καὶ λαμπρύνει τὸ σῶμα, καὶ μᾶλλον εἰ ξηράνας τις τὸ σπέρμα καὶ κόψας καὶ σήσας σμήγματι χρήσοιτο· τοῦτο γὰρ καὶ ῥύπτει πλέον, ὥστε καὶ πρὸς λιθιῶντας ἁρμόττειν νεφρούς.

μοχθηρὸν δὲ χυμὸν ἀπογεννᾷ ὁ πέπων ἐν τῷ σώματι, καὶ μᾶλλον ὅταν μὴ καλῶς πεφθῇ. δεῖ δὲ τοῦτον πρὸ τῆς ἄλλης τροφῆς ἐσθίειν καὶ τοὺς μὲν φλεγματικοὺς οἶνον τούτῳ παλαιὸν ἐπιπίνειν, τοὺς δὲ ξανθηχόλους ὀξώδη προσφέρεσθαι τροφήν, πάντας δὲ μετὰ τοῦτο εὐχύμου μεταλαμβάνειν τροφῆς. ἡ γὰρ τοιαύτη ἀποτρέπει τὴν ἐξ αὐτοῦ βλάβην.

ἔστι δὲ εὐαλλοίωτος καὶ εἴτε φλέγματι περιτύχῃ εἴτε ξανθῇ χολῇ, εὐθὺς ἀλλοιοῦται εἰς ταῦτα. καὶ τοὺς μὲν ξανθηχόλους ὁ πάνυ γλυκὺς βλάπτει, τοὺς δὲ φλεγματικοὺς ὁ μὴ πάνυ πέπειρος. εὐπεπτότερος δέ ἐστιν ὁ γλυκύς. ὅσοι δὲ θερμὴν ἔχουσι τὴν γαστέρα καὶ ξανθηχόλοι τυγχάνουσι, βλάπτονται ἐπιπίνοντες οἶνον τούτῳ. αὐτὸς γὰρ εὐανάδοτος καὶ ὁ οἶνος ἐπὶ τὸ πλεῖον ἀναδίδοσθαι τοῦτον παρασκευάζει καὶ δριμύτερον τὸν ἐξ αὐτοῦ ἀπεργάζεται χυμὸν ἐν τοῖς τοιούτοις σώμασιν.

ἔστι καὶ ναυτιώδης, λεπτύνει δὲ καὶ τοὺς παχεῖς καὶ γλίσχρους χυμούς. δεῖ δὲ πρὸ τούτου τοὺς μὲν φλεγματικοὺς τὸ χαῦνον τῆς ἐν αὐτῷ προσφέρεσθαι οὐσίας, ἤτοι τὸ πρὸς τῷ σπέρματι, τοὺς δὲ ξανθηχόλους καὶ μέχρι τῆς δερματί-

Gift oder einer Wunde von einem Giftpfeil betroffen sind. Man sagt auch, dass sie, getrocknet und zu Pulver zerkleinert, auf noch harte Abszesse aufgetragen, diese aufweichen. Sie helfen auch dabei, Pfeilspitzen zu beseitigen, die im Körper steckengeblieben sind.

(107) Melone

Die Melone ist kalt und feucht im zweiten Grad, weniger kalt ist die süße. Gereift ist sie von feinerer Konsistenz und hat eine reinigende und schneidende Wirkung, weshalb sie harntreibend und putzend für den Körper wirkt, mehr noch, wenn man ihre Kerne (Samen) trocknet, zerkleinert, durchsiebt und dann als Salbe nutzt; diese reinigt so gut, dass sie sogar für die günstig ist, die an Nierensteinen leiden.

Schädlichen Saft aber bringt die Melone im Körper hervor, besonders wenn sie noch nicht gereift ist. Daher sollte sie vor anderen Speisen gegessen werden. Phlegmatiker werden alten Wein dazu trinken; diejenigen, die gelbgallig sind, werden saure Nahrung zu sich nehmen, alle aber werden Substanzen konsumieren, die gutsaftig sind, denn auf diese Weise werden alle Nachteile der Melone beseitigt.

Sie ist leicht verdaulich; wenn sie auf Schleim oder gelbe Galle trifft, wird sie gleich in diese umgewandelt. Den Gelbgalligen schadet ihre große Süße, den Phlegmatikern die noch nicht ganz reife. Besser verdaulich ist die süße Melone. Diejenigen, die einen warmen Bauch haben und gelbgallig sind, werden durch das Trinken von Wein nach der Melone geschädigt, denn Wein, der sehr gut aufgenommen wird, erleichtert die Aufnahme und verursacht die Bildung von beißenden Körpersäften in solchen Körpern.

Die Melone verursacht manchmal Übelkeit, baut aber dicke und zähe Körpersäfte ab. Es müssen zuvor die Phlegmatiker das Schwammige der in ihr vorhandenen Materie einnehmen, also das beim Kern, die Gelbgalligen den Teil in der

δος καταντᾶν διὰ τὸ μὴ εὐαλλοίωτα εἶναι τὸ παρακείμενα αὐτῇ. τοὺς δὲ τοιούτους πεινῶντας οὐ δεῖ τούτου μετασχεῖν καὶ μὴ εὐθὺς ἑτέρᾳ χρῆσθαι τροφῇ· ἀλλοιωθήσεται γάρ.

τοὺς δὲ λιθιῶντας φασὶ μὴ δεῖν εὐθὺς προσφέρεσθαι ἄρτον, διὰ τὸ μὴ διαβιβασθῆναι τὴν γλισχρότητα τούτου ἐπὶ τοὺς νεφροὺς καὶ μάλιστα εἰ μὴ καλῶς εἴη ἐζυμωμένος.

προκρίνουσι δὲ τοὺς μακροτέρους πέπωνας τῶν στρογγύλων ὡς διουρητικοὺς καὶ ῥυπτικωτέρους. εἰσὶ δὲ πάντες προτρεπτικοὶ τῆς γαστρός· καὶ οἷς ἡ γαστὴρ ὑπὸ τούτων πλεῖον ὑπάγεται, οὗτοι ἧττον βλάπτονται. λέγεται δὲ καὶ ὡς τὴν πρὸς τὰ ἀφροδίσια ὄρεξιν καὶ τὴν γονὴν ἐλαττοῦσιν.

ὁ δὲ λεγόμενος Σαρακηνικὸς πέπων ψυχρός ἐστι καὶ ὑγρὸς καὶ ὠφέλιμος εἴς τε τοὺς καύσους πυρετοὺς καὶ τοὺς ἀκριβεῖς τριταίους καὶ τὰς θερμὰς γαστέρας. τοῖς δὲ τὴν κρᾶσιν ψυχροῖς καὶ τὸν στόμαχον ὑγροῖς πάνυ βλαβερὸς καθέστηκεν.

Περὶ περδίκων

Ἡ τῶν περδίκων σὰρξ εὔπεπτός ἐστι καὶ μάλιστα ἢν μὴ αὐθήμερον μετὰ τὴν σφαγὴν προσληφθῇ ἀλλὰ καὶ μεθ' ἡμέραν α' ἢ β'. ἀποβάλλει γὰρ τοιοῦτον τρόπον ὅσον σκληρὸν ἐν αὐτῇ, ἐπέχει δὲ τὴν γαστέρα καὶ αἷμα λεπτὸν ἀπογεννᾷ καί, εἰ παχεῖ αἵματι ἐντύχῃ, λεπτύνει αὐτὸ καὶ μάλιστα τὰ πτερά. ταῦτα γὰρ τοῦ λοιποῦ σώματος τῶν πτηνῶν εὐπεπτότερα. λυσιτελεῖ δὲ τοῖς ἀγυμνάστοις καὶ τοῖς τὴν δύναμιν ἀσθενέσι καὶ τοῖς λεπτῆς διαίτης δεομένοις καὶ τοῖς ὑγροῖς τὸν στόμαχον.

ὁ δὲ τούτων μυελὸς σὺν οἴνῳ μεταλαμβανόμενος ἰκτερικοὺς ὀνίνησι, τὸ δὲ ἧπαρ ἐπιληπτικούς, ἡ δὲ χολὴ κατὰ τὰς ἀρχὰς τῶν ὑποχύσεων πάνυ τὸν ὀφθαλμὸν ὠφελεῖ, ἔτι δὲ πρὸς ἀμβλυωπίας. φασὶ δὲ ὡς κατὰ μῆνα ἐρρίνου τρόπον χρωμένη μνήμην ἐμποιεῖ.

Nähe der Schale (Rinde), da dieser Teil nicht leicht umgewandelt wird. Diejenigen, die nach Melone gieren, dürfen diese nicht bekommen und sonst auch nicht sofort danach etwas essen, denn das würde dieses verderben.

Es heißt, dass an Steinen Leidende keine Melone gleichzeitig mit Brot (s. 1) essen sollten, damit die Klebrigkeit nicht in die Nieren geht, besonders wenn das Brot nicht gut fermentiert ist.

Große, längliche Melonen zieht man den runden vor, da sie harntreibender und reinigender sind. Alle von ihnen entspannen den Magen. Je mehr sie diese innere Wirkung haben, desto weniger Schaden können sie anrichten. Man sagt, dass sie das sexuelle Verlangen und das Sperma vermindern.

Die sogenannte sarazenische Melone ist kühl und feucht. Sie ist nützlich bei brennendem Fieber, bei akutem Dreitage-Fieber und bei einem warmen Magen. Denen mit einer kalten Körpersäfte-Mischung und den im Magen Feuchten erweist sie sich als ganz schädlich.

(108) Rebhühner

Das Fleisch der Rebhühner ist gut verdaulich, vor allem wenn es nicht am Tag des Schlachtung, sondern ein oder zwei Tage später gegessen wird. Auf diese Weise verliert es das, was an ihm hart ist. Es stopft den Darm, bringt dünnes Blut hervor und verfeinert das Blut, wenn es dick ist, insbesondere die Flügel; diese sind nämlich der am besten verdauliche Teil. Es ist nützlich für Menschen, die untrainiert und in ihrer Kraft geschwächt sind, die eine feine Ernährung brauchen und für die mit einem feuchten Magen.

Rebhuhn-Hirn, mit Wein eingenommen, ist nützlich für Gelbsüchtige; die Leber für Epileptiker; die Galle nützt zu Beginn denen sehr, die an Augenverdunkelung (Star) und Schwachsichtigkeit leiden. Man sagt, dass die einen Monat währende Verwendung als Niesmittel das Gedächtnis schärft.

Περὶ τῶν περιστερῶν

Ἡ τῶν περιστεροπούλων σὰρξ θερμή ἐστι καὶ ὑγρὰ καὶ περιττωματικὴ καὶ μάλιστα ἡ τῶν κατοικιδίων. ἀπογεννᾷ δὲ αἷμα τοῦ συμμέτρου παχύτερόν τε καὶ θερμότερον καὶ διὰ τοῦτο ἐνίοτε ποιεῖ πυρετούς. ὠφελεῖ δὲ τοὺς διὰ ψῦξιν ἀλγοῦντας τοὺς νεφροὺς καὶ προστίθησι τῇ γονῇ καὶ τῷ αἵματι. βλάπτει δὲ τὴν κεφαλὴν καὶ τοὺς ὀφθαλμούς. λέγεται δὲ ὡς συνεχέστερον χρωμένη καὶ λέπρας ποιεῖ. κρείττονα δὲ τὰ ἐν ἐάρι ἢ φθινοπώρῳ γεννώμενα τῶν ἐν χειμῶνι ἢ θέρει τικτομένων.

Περιστερά

Περιστερὰ ἡ ὀρθὴ εἰς κεφαλαλγικοὺς καὶ ῥεούσας τρίχας ἐπαλειφομένη ὠφελεῖ, ὀδονταλγίαν τε παύει καὶ κινουμένους ἤτοι καὶ σείοντας ἐπικρατεῖ καὶ τὰ ἐν τῷ στόματι ἕλκη ἰᾶται καὶ κωλικοὺς ἢ λιθιῶντας τὸ ἀπόζεμα ὠφελεῖ. τοὺς δὲ ἐλεφαντιᾶν ἄρχοντας καὶ ἐπιληπτικοὺς ὁμοίως πινόμενον ὠφελεῖ καὶ εἰς ἀμφημερινοὺς καὶ τεταρταίους πυρετοὺς ὡσαύτως, ποδαγρικοὺς δὲ καὶ ἰσχιαδικοὺς καὶ τραυματικοὺς καταπλασσομένη.

Περὶ πιστακίων

Τὰ πιστάκια ὀλιγότροφά ἐστι καὶ θερμὰ καὶ ξηρὰ κατὰ τὴν δευτέραν ἀπόστασιν. χρήσιμα δέ ἐστι εἰς ἥπατος εὐρωστίαν τε ἅμα καὶ κάθαρσιν τῶν ἐμπεφραγμένων κατὰ τὰς διεξόδους αὐτοῦ χυμῶν. μετέχει γὰρ ὑποπίκρου καὶ ὑποστυφούσης ποιότητος ἀρωματιζούσης. τῷ στομάχῳ δὲ κατὰ Γαληνόν, οὔτε βλάβην οὔτ᾽ ὠφέλειαν ἐμποιοῦσιν ἀξιόλογον. οἱ δὲ νεώτεροι εὐστόμαχα ταῦτα λογίζονται.

(109) Tauben

Das Fleisch der Jungtauben ist warm, feucht und schlackig, vor allem das der Haustauben. Es bringt ein Blut hervor, das dicker und wärmer als ausgewogen ist. Deshalb verursacht es manchmal Fieber. Es nützt gegen Nierenschmerzen, die durch Kälte verursacht werden. Es vermehrt das Sperma und das Blut. Es ist ungünstig für den Kopf und die Augen. Man sagt, dass ein zu langer Gebrauch Hautausschlag (*lepra*) bringt. Tauben, die im Frühling oder Herbst geboren werden, sind besser als solche, die im Winter oder Sommer kommen.

(110) Eisenkraut

Das echte Eisenkraut nützt in der Anwendung gegen Kopfschmerzen und Haarausfall. Es lindert Schmerzen in den Zähnen und strafft wackelnde und geschwollene Zähne. Als Abkochung heilt es Mundgeschwüre, nützt bei Schmerzen, bei Koliken und bei Steinleiden. Als Trank nützt es auch gegen frühe Elephantiasis (Lepra) und Epilepsie und gegen das Eintags- und das Viertage-Fieber (Malaria) sowie den an Fußgicht, an der Hüfte und an Verletzungen Leidenden, wenn es als Pflaster aufgelegt wird.

(111) Pistazien

Die Pistazien sind wenig nahrhaft, warm und trocken im zweiten Grad. Sie sind nützlich für die Stärkung und zugleich Reinigung der Leber von Verstopfungen in den Kanälen für ihre Säfte. Sie haben Anteil an einer leicht bitteren und leicht herben aromatischen Wirkung. Auf den Magen haben sie laut Galenos keine Wirkung – weder zum Schaden noch zum Nutzen –, die der Rede wäre. Die neueren Autoren halten sie für magenfreundlich.

ὠφελοῦσι δὲ καὶ τοὺς ὑπὸ ἰοβόλων δηχθέντας. ἀπογεννῶσι δὲ αἷμα λεπτομερὲς καὶ λεπτύνουσι τοὺς παχεῖς καὶ γλίσχρους χυμούς. τὸ δὲ πιστακέλαιον ὠφέλιμόν ἐστι τῷ στήθει καὶ τῷ πνεύμονι καὶ τοῖς νεφροῖς.

Πίστος

Ἡ πίστος ἤτοι κέγχρος ψυχρός ἐστι κατὰ τὴν πρώτην ἀπόστασιν, ξηρὰ δὲ κατὰ τὴν δευτέραν. δύσπεπτός τε ὑπάρχει καὶ γαστρὸς ἐφεκτικὸς καὶ ὀλιγότροφος. ὠφελεῖ δὲ τοὺς δεομένους ψύχειν τε καὶ ξηραίνειν τὴν γαστέρα.

λαμβανόμενος δὲ μετὰ γάλακτος ἢ ἀμυγδάλου Θασίου εὐπεπτότερος καὶ ὑγρότερος γίνεται.

Πράσον

Τὸ πράσον θερμόν ἐστι καὶ ξηρὸν κατὰ τὴν δευτέραν ἀπόστασιν. ὑπάρχει δὲ διουρητικὸν καὶ κακόχυμον, ἀμβλυωπίαν τε ἐμποιεῖ συνεχῶς χρώμενον. ἔστι δὲ καὶ δυσόνειρον καὶ κακοστόμαχον. θερμαίνει δὲ τὴν γονὴν καὶ κεφαλαλγίαν ἐργάζεται καὶ βλάπτει τὸ ἧπαρ καὶ τοὺς νεφροὺς καὶ τὴν κύστιν.

λυσιτελεῖ δὲ πρὸς τὰς αἱμορροΐδας. δὶς δὲ ὕδατι ἑψόμενον καὶ ὄξει καὶ γάρῳ καὶ ἐλαίῳ καὶ κυμίνῳ ἀρτυόμενον ὠφέλιμον γίνεται τοῖς ψυχροῖς στομάχοις.

Πρόβατον

Τὸ προβάτειον κρέας περιττωματικόν ἐστι καὶ κακόχυμον. κρείττονα δὲ τῶν προβάτων τὰ ἐνιαύσια. τὰ δὲ ὑπὲρ ταῦτα καὶ δύσπεπτα καὶ κακοχυμώτερα. βλάπτει δὲ τοὺς ὑγροστομάχους καὶ φλεγματικούς.

Sie nützten den von Giftpfeilen Verwundeten. Sie bringen ein eher feinteiliges Blut hervor und verflüssigen dicke und zähe Körpersäfte. Pistazienöl ist nützlich für die Brust, die Lunge und die Nieren.

(112) Hirse

Die Hirse (*pistos*) oder *kenchros* ist kalt im ersten Grad und trocken im zweiten. Sie ist schwer verdaulich, den Darm verstopfend und wenig nahrhaft. Sie nützt denjenigen, deren Darm kalt und trocken gemacht werden soll.

Eingenommen mit Milch (s. 24) oder Mandel (s. 3) aus Thasos wird sie besser verdaulich und feuchter.

(113) Lauch

Der Lauch ist warm und trocken im zweiten Grad. Er ist harntreibend und schlechtsaftig und verursacht, wenn er ständig gegessen wird, Stumpfsichtigkeit. Er ist ungünstig für den Schlaf und den Magen. Er erhitzt das Sperma, verursacht Kopfschmerzen und schadet der Leber, den Nieren und der Blase.

Er ist nützlich gegen Hämorrhoiden. Zweimal in Wasser gekocht und mit Essig, Garum (s. 26), Öl und Kreuzkümmel (s. 63) vermischt, ist er nützlich für kalte Mägen.

(114) Schafe

Das Schaffleisch ist schlackig und schlechtsaftig. Besser ist das von einjährigen Schafen. Diejenigen, die darüber hinaus gehen, sind schwerer verdaulich und eher schlechtsaftig. Es schadet denen, die an einem feuchten Magen leiden, und den Phlegmatikern.

Ἀρχὴ τοῦ ρ

Περὶ ῥοιῶν

Αἱ ῥοιαὶ ψυχραί εἰσι καὶ ὑγραί. τούτων αἱ μὲν γλυκεῖαι, αἱ δὲ ὀξεῖαι, αἱ δὲ μικταὶ τὴν γεῦσιν. ὠφελοῦσι δὲ αἱ γλυκεῖαι τὸν θώρακα καὶ εὔχυμοί εἰσι καί τινος μετέχουσι θερμότητος· αἱ δὲ ὀξεῖαι διουρητικαί εἰσι καὶ πρὸς τὰς ξανθηχολικὰς νόσους καὶ τὴν τοῦ ἥπατος καὶ τῆς γαστρὸς θερμότητα ὠφέλιμοι.

χρησιμεύουσι δὲ αἱ ῥοιαὶ καὶ ἐπὶ τῶν δακνομένων σφόδρα τὸν στόμαχον διὰ τοὺς μοχθηροὺς χυμούς, τοῦ χυλοῦ σὺν ἀλφίτοις προσφερομένου, ὡς Ἱπποκράτης ἐπὶ τῆς καρδιαλγούσης ἐκέλευσε. τὰ δὲ γίγαρτα τοῦ χυλοῦ στυπτικώτερα.

ὁ δὲ τῆς γλυκείας ῥοιᾶς χυλὸς ἅμα τῷ χυλῷ τῆς ὀξείας πινόμενος προτρέπει τὴν γαστέρα καὶ ξανθὴν ἀλύπως κενοῖ χολὴν καὶ τονοῖ τὴν γαστέρα. τῆς δ᾽ ὀξείας ὁ χυλὸς σὺν μέλιτι τοῖς ὀφθαλμοῖς ἐπιτιθέμενος ὀξυδορκίαν ἐμποιεῖ καὶ μάλιστα ὅτε παλαιωθῇ. οἱ δὲ κόκκοι τῶν ὀξωδῶν ῥοιῶν μετά τινος τροφῆς προσφερόμενος κωλύουσι τὴν ῥοὴν τῶν περιττωμάτων ἐπὶ τὴν γαστέρα, μετὰ δὲ μαστίχης ὁ τῆς ὀξείας χυλὸς προσφερόμενος πολλάκις ἐκκόπτει τὸν σφοδρὸν ἔμετον, καταπαύει τε τὰς ἀπὸ οἰνοποσίας φλεγμονὰς τοῦ ἥπατος. πᾶσαι δὲ αἱ ῥοιαὶ ἐκκόπτουσι τὴν ἐπὶ τὰ ἀφροδίσια ὁρμὴν καὶ μάλιστα ἐπὶ τῶν τὴν κρᾶσιν ψυχρῶν.

Περὶ ῥοδακίνων

Τὰ ῥοδάκινα, ἃ καὶ Περσικὰ λέγεται. οἱ μὲν ἐν τῇ τρίτῃ τάξει τεθήκασι τῶν ψυχόντων καὶ ὑγραινόντων, οἱ δὲ ἐν τῇ πρώτῃ, οἱ δὲ ἐν τῇ δευτέρᾳ, ὃ καὶ ἀκριβέστερον.

Beginn des Rho

(115) Granatäpfel

Die Granatäpfel sind kalt und feucht. Von diesen sind die einen süß, die anderen sauer und wieder andere im Geschmack gemischt. Die süßen nützen dem Oberkörper, sind gutsaftig und haben eine gewisse Wärme. Die sauren sind harntreibend und nützlich gegen Leiden, die durch gelbe Galle und Überhitzung von Leber und Magen verursacht werden.

Granatäpfel sind nützlich bei den heftigen Qualen des Magens, die durch beißende Körpersäfte verursacht werden, wenn ihr Saft mit Mehl gemischt wird, wie von Hippokrates bei Herzschmerzen verschrieben. Die Samen sind herber als der Saft.

Der Saft des süßen Granatapfels, der zur gleichen Zeit (wie saurer) getrunken wird, entspannt den Magen, lässt die gelbe Galle leicht abfließen und strafft den Magen. Saurer Granatapfelsaft gemischt mit Honig, wenn er als Augentropfen eingenommen wird, macht das Augenlicht klar, besonders wenn das Präparat ein wenig gealtert ist. Saure Granatapfelkerne, die mit anderen Speisen eingenommen werden, verhindern den Abfluss der Schlacken in den Darm. Mit Mastix (s. 89) versetzt, unterbricht der saure Granatapfelsaft oft das unwillkürliche Erbrechen und lindert die durch Weinmissbrauch verursachte Leberentzündung. Alle Arten von Granatäpfeln halten den sexuellen Drang an, besonders bei Menschen mit einer kalten Körpersäfte-Mischung.

(116) Pfirsiche

Die Pfirsiche (*rhodakina*) werden manchmal auch *Persika* (»persische« Äpfel) genannt. Die einen ordnen sie in den dritten Grad der kalten und feuchten Speisen ein, andere in den ersten, wieder andere in den zweiten, was richtiger erscheint.

ἀπογεννῶσι δὲ χυμὸν φλεγματικὸν καὶ δύσπεπτα τυγχάνουσι καὶ ταχέως ἐν τῇ γαστρὶ διαφθείρονται καὶ διὰ τοῦτο οἱ συνεχέστερον καὶ κατακόρως τούτων μεταλαμβάνοντες πυρετοῖς ἁλίσκονται. βλάπτουσι δέ τινι ἰδιότητι καὶ τὰ νεῦρα.

δεῖ δὲ ταῦτα πρὸ τῆς ἄλλης τροφῆς προφέρεσθαι καὶ ἄκρατον τούτοις ἐπιπίνειν. τὰ δὲ ἐξ αὐτῶν πέπειρα τὴν γαστέρα προτρέπει, τὰ δὲ ἄωρα ταύτην ἐπέχει, τὰ δὲ ξηρὰ πλεῖον.

ὁ δὲ χυλὸς τῶν φύλλων πινόμενος ἀναιρεῖ τὰς ἕλμινθας, ὡσαύτως καὶ τῷ ὀμφάλῳ μετὰ τῶν φύλλων ἐπιτιθέμενος. διεγείρει δὲ τὰ ῥοδάκινα τὴν τῆς τροφῆς ὄρεξιν, λυσιτελεῖ τε τῇ φλεγμαινούσῃ γαστρὶ καὶ τῇ γονῇ προστίθησιν.

ἐμποιοῦσι δέ τι ὀρρῶδες τῷ αἵματι εὔσηπτον καὶ μετὰ μῆνα πολλάκις καὶ δύο ἀπογεννῶσι διὰ τὴν σῆψιν πυρετούς, οὐ κατὰ τοὺς ἀπὸ τῶν λεγομένων βερικόκκων γενομένους· ἐκεῖνοι γὰρ ὀλιγοχρόνιοι καὶ εὐδιάλυτοι, ἀλλὰ χρονίους καὶ δυσλύτους. δεῖ δὲ παρατηρεῖσθαι τὸ ἐπιπίνειν τούτοις ὕδωρ ἢ ὀξείαν προσφέρεσθαι τροφήν.

Περὶ ῥαφανίδος

Ἡ ῥαφανὶς θερμαίνει μὲν κατὰ τὴν τρίτην ἀπόστασιν, ξηραίνει δὲ κατὰ τὴν δευτέραν, ὡς δ᾽ ἐξ ὧν εἴρηκεν ὁ Γαληνός ἐστι τεκμαίρεσθαι.

οἱ παλαιοὶ χωρὶς ἄρτου ταύτην προσεφέροντο, καθάπερ οἱ νῦν τοὺς δαύκους. φησὶ γὰρ ὡς ὠμὴν ταύτην ἐσθίουσιν οἱ κατὰ τὰς πόλεις ἄνθρωποι μετὰ γάρου πρὸ τῶν ἄλλων γαστρὸς ὑπαγωγῆς ἕνεκα. οἱ δὲ ἐν τοῖς ἀγροῖς καὶ μετὰ ἄρτου πολλάκις προσφέρονται. θαυμάζει δὲ πρὸς τούτοις τοὺς μετὰ δεῖπνον ταύτην προσφερομένους, ὡς ἀπεψίαν μᾶλλον ἢ πέψιν ἐργαζομένην. ὁ δὲ Ὀρειβάσιος ὑπάγειν φησὶ ταύτην τὴν γαστέρα μετὰ τὴν τροφὴν λαμβανομένην, καὶ ὡς πρὸ τῆς τροφῆς εἰς ἔμετον μᾶλλον ἐστὶν ἐπιτηδειο-

Sie bringen schleimigen Saft hervor, sind schwer verdaulich und verderben schnell im Magen, sodass Menschen, die sie zu häufig und übermäßig essen, von Fiebern befallen werden. Sie haben eine besonders schädliche Wirkung auf die Nerven.

Man muss sie vor anderen Speisen essen und reinen Wein darüber trinken. Die reifen entspannen den Magen, die grünen verstopfen, in noch stärkerem Maße die getrockneten.

Der Saft der Blätter tötet, wenn er getrunken wird, Darmwürmer, ebenso die Blätter, wenn sie auf die Nabelgegend aufgetragen werden. Er regt den Appetit an, ist nützlich gegen Magenentzündungen und vermehrt das Sperma.

Pfirsiche bringen dem Blut etwas Molke-Artiges, das leicht verdirbt und aufgrund dieser Fäulnis in ein oder zwei Monaten Fieber verursacht, wenn auch in geringerem Maße als Aprikosen (s. 17). Pfirsiche verursachen Fieber von kurzer Dauer, das leicht wieder verschwindet, während Aprikosen lang anhaltendes und hartnäckiges Fieber verursachen. Man muss darauf achten, dass nach Pfirsichen kein Wasser oder saures Essen eingenommen wird.

(117) Rettich

Der Rettich ist warm im dritten Grad und trocken im zweiten oder für diejenigen, die dem Wort des Galenos folgen, im vierten.

Die Alten aßen ihn ohne Brot genauso, wie sie Pastinaken (s. 30) aßen. Es heißt, dass die Stadtbewohner ihn wegen seiner abführenden Wirkung roh mit Garum (s. 26) vor jeder anderen Speise aßen, die Landbewohner ihn aber mit Brot einnahmen. Es ist erstaunlich, dass letztere ihn am Ende der Mahlzeit nutzten, da er die Verdauung eher behindert als fördert. Oreibasios aber behauptet, dass er nach dem Essen den Magen entspannt und dass er vorher die Wirkung hat, Erbrechen zu provozieren, indem man das Essen, das er begleitet,

τέρα ἀνάγουσα ἄνωθεν τὴν τροφήν. καὶ φαίνονται μὲν ἐναντιούμενοι τοῖς λόγοις ἀλλήλοις. οὐκ ἐναντιοῦνται δὲ εἴ τις ἀκριβῶς τὰς τῆς γαστρὸς διαθέσεις ἐπισκοποίη. ἐφ' ὧν γὰρ εὐυπαγωγός ἐστιν ἡ γαστὴρ καὶ ἀπνευματιστὸς καὶ οὐκ ἐπιπολάζει ταύτῃ ἡ τροφή, τούτοις δοτέον τὰς ῥαφανίδας πρὸ τῆς τροφῆς. οἷς δὲ ἡ γαστὴρ ἐμπνευματοῦται καὶ ἐπιπολάζει ἡ τροφὴ καὶ δυσκοιλίοις εἶναι συμβαίνει, τούτοις προσφερέτωσαν ταύτας μετὰ τὴν τροφήν. εἰσὶ δὲ καὶ εὔφθαρτοι καὶ διὰ τοῦτο δυσώδεις ἐρυγὰς ἐμποιοῦσιν. δεῖ δὲ τοὺς μετὰ τὴν χρῆσιν αὐ τῶν τοιοῦτα ἐρευγομένους ἀπέχεσθαι αὐτῶν. συμφθείρουσι γὰρ ἑαυταῖς καὶ τὰ λοιπὰ σιτία.

ἔχουσι δὲ δριμεῖαν ποιότητα καὶ λεπτομερῆ δι' ἧς τέμνουσι καὶ ἀναλίσκουσι τὸ φλέγμα, ἐμπνευματοῦσί τε τὸ στόμα τῆς γαστρὸς καὶ βλάπτουσι τοὺς ὀδόντας καὶ τὴν τραχεῖαν ἀρτηρίαν καὶ βραγχῶσι τὴν φωνὴν καὶ ἰδιότητί τινι τοῖς ἀρθριτικοῖς τὴν ὀδύνην ἐπιτείνουσιν. εἰσὶ δὲ καὶ διουρητικαί. ὁ δὲ Διοσκορίδης φησί, ὅτι τὰς αἰσθήσεις ἀκριβοῦσιν, οἱ δὲ Ἰνδοὶ εὐφυίαν ταύτας δρᾶν λέγουσι καὶ τὴν διάνοιαν εὐεπί βολον ποιεῖν. λέγεται δὲ καὶ ὡς τὸ τούτων ἀπόζεμα ἀποφρακτικόν ἐστι καὶ διὰ τοῦτο πολλάκις ἰκτερικοὺς ὤνησε καὶ τοὺς τὰς ἐμφράξεις ἔν τε τῷ ἥπατι καὶ τοῖς νεφροῖς καὶ τῇ κύστει ἔχοντας, καὶ ὡς ὀξυδορκίαν πολλοῖς περιεποιήσατο καὶ ὅτι ὁ τούτων χυλὸς σὺν ῥοδίνῳ ἐλαίῳ μετὰ τὸ θερμανθῆναι τοῖς ὠσὶν ἐπισταζόμενος δυσηκοΐαν ἰᾶται.

μετὰ δὲ τὴν ἕψησιν προσφερόμεναι ἱστῶσι τὰς αἱμορροΐδας. ὠφελοῦσι δέ τινι ἰδιότητι καὶ τὰ ὑποχόνδρια πρὸ τῆς τροφῆς μεταλαμβανόμεναι. σὺν δὲ μέλιτι καὶ πρὸς βῆχας καὶ δυσπνοίας λυσιτελοῦσι, καὶ τὰ τούτων φύλλα πρὸς σπληνικὰς διαθέσεις. τινὲς δὲ καὶ σὺν ὀξυμέλιτι ταύτας προσφέρουσιν ἐμέτου χάριν καὶ ἐμοῦσι φλέγμα πολὺ καὶ ἀπαλλάσσονται ἀμφημερινῶν καὶ τεταρταίων πυρετῶν.

φασὶ δὲ καὶ ὡς ὁ τούτων χυλὸς σὺν ὄξει ἀναιρετικός ἐστι σκορπίων τούτοις ἐπιχεόμενος καὶ ὡς τὸν μεταλαμβάνοντα αὐτοῦ οὐ βλάψει δῆγμα σκορπίου τῇ ἡμέρᾳ ἐκείνῃ, καὶ ὅτι εἴ

ausspuckt. Diese Erklärungen scheinen sich zu widersprechen. Dies ist aber nur ein Schein, und der Widerspruch löst sich auf, wenn wir die Dispositionen des Magens genau betrachten: Menschen, deren Darm ohne Schlaffheit, ohne Blähungen, ohne Nahrungsstau arbeitet, kann man Rettiche vor dem Essen geben. Denjenigen aber, deren Magen aufgebläht, durch das Essen überlastet und angespannt ist, soll man sie am Ende der Mahlzeit geben. Sie werden nämlich schnell umgewandelt und bringen folglich fetthaltiges Aufstoßen hervor. Es müssen diejenigen, die nach der Verwendung von Rettich einen Ausfluss haben, auf ihn verzichten, da er durch seine Verderbnis das restliche Essen verdirbt.

Sie haben eine gewisse auflösende Glut, durch die sie den Schleim verkleinern und verzehren, die Eingangsöffnung des Magens erweitern, die Zähne beeinträchtigen, die Luftröhre reizen, die Stimme heiser machen und besonders bei Arthritikern Schmerzen verursachen. Sie sind auch harntreibend. Dioskurides behauptet, dass sie die Sinne lebendiger machen, die Ansässigen Indiens, dass sie dem Geist eine glückliche Begabung und geniales Geschick verleihen. Es wird gesagt, dass die Abkochung von Rettich Verstopfungen beseitigt, dass sie oft den an Gelbsucht oder Verstopfungen der Leber, Nieren, Blase Leidenden nützt und dass sie die Sehschärfe erhöhen, auch, dass sein Saft, mit Rosenöl gemischt, in heißer Einträufelung in die Ohren Schwerhörigkeit beseitigt.

Wenn Rettiche nach dem Kochen aufgetragen werden, bringen sie Hämorrhoiden zum Stehen. Sie nützen durch eine bestimmte Eigenschaft auch dem Unterleib, wenn sie nach der Mahlzeit eingenommen werden. Mit Honig gemischt, sind sie nützlich gegen Husten und Atemnot. Ihre Blätter sind gut gegen Milzleiden. Mit Honigessig gemischt, verwenden manche sie als Brechmittel. So stoßen sie eine Menge Schleim ab und werden vom Eintags- und Dreitage-Fieber befreit.

Man sagt, dass Rettichsaft mit Essig Skorpione töten kann, wenn man ihn auf sie gießt, und dass er, wenn man ihn zu sich nimmt, die schädliche Wirkung des Stachels dieser Tiere für

τις χυλῷ ῥαφανίδος ἐπιμελῶς τὰς χεῖρας χρίσει καὶ τρίψει, ἀκινδύνως ἑρπετῶν ἐπιλήψεται.

Περὶ ῥόδων

Τὸ ῥόδον ψυχρόν ἐστι καὶ ξηρὸν ἐκ στυφώδους καὶ πικρᾶς ποιότητος συγκείμενον. ὠφελεῖ δὲ τὰς θερμὰς κεφαλὰς ὀσφραινόμενον, βλάπτει δὲ τὰς ὑγρὰς καὶ ῥευματίζει ταύτας. ὠφελεῖ δὲ πρὸς τοὺς ἐκ τῆς ξανθῆς χολῆς πυρετοὺς μεταλαμβανόμενον καὶ τονοῖ τὸν στόμαχον καὶ τὸ ἧπαρ. βλάπτει δὲ ἰδιότητί τινι τοὺς ὄρχεις, ἀναχαιτίζει δὲ τὰς δριμείας ἀναθυμιάσεις, ὥστε μὴ ἀνάγεσθαι ἐπὶ τὴν κεφαλήν.

Ἀρχὴ τοῦ σ

Περὶ σύκων

Τὰ σῦκα θερμαίνει κατὰ τὴν πρώτην ἀπόστασιν ἐπιτεταμένην, ξηραίνει δὲ κατὰ τὸ μέσον τῆς πρώτης, τρέφει δὲ ἱκανῶς. οὐ μὴν ἐσφιγμένην τε καὶ ἰσχυρὰν ἐργάζονται τὴν σάρκα, καθάπερ ἄρτος καὶ κρέας, ἀλλὰ χαύνην καὶ ὑπόσομφον. ἐμπίπλησι δὲ φύσης τὴν γαστέρα, εἰ μὴ καλῶς πεφθῇ. ἧττον δέ εἰσι τῶν λοιπῶν ὀπωρῶν κακόχυμα. προτρέπουσι δὲ τὴν γαστέρα καὶ ῥαδίως διέρχονται καὶ ἀξιόλογον ἔχουσι τὸ ῥυπτικόν, καθ' ὃ καὶ ψαμμώδη πολλὰ τοῖς νεφριτικοῖς ἐπὶ τῇ ἐδωδῇ αὐτῶν ἐκκρίνεται.

τὸ δὲ πέπειρον σῦκον ἐγγὺς τοῦ μηδ' ὅλως βλάπτειν ἥκει παραπλησίως ταῖς ἰσχάσι πολλὰ μὲν ἐχούσαις τὰ χρήσιμα. μοχθηρὸν δὲ τὸ μὴ πάνυ χρηστὸν αἷμα ἀπογεννᾶν· ὅθεν καὶ φθεῖρας ἀπογεννῶσι.

δεῖ δὲ μετὰ τὴν τῶν σύκων χρῆσιν λεπτύνουσαν προσφέρεσθαι τροφήν. ὁ δὲ Γαληνός, ὥς φησι, νοσήσας πολλάκις διὰ τὴν τῶν ὀπωρῶν χρῆσιν, ἀπό γε τοῦ εἰκοστοῦ ὀγδόου

einen Tag verhindert, und schließlich, dass man, wenn man die Hände sorgfältig mit Rettichsaft einsalbt und einreibt, ohne Gefahr Schlangen ergreifen kann.

(118) Rosen

Die Rose ist kalt und trocken mit einer herben und bitteren Qualität. Sie nützt, wenn man an ihr riecht, heißen Köpfen, schadet feuchten und bringt sie zum Abfließen. Sie nützt gegen Fieber aufgrund von gelber Galle, wenn man sie zu sich nimmt, und strafft den Magen und die Leber. Sie hat eine eigentümliche Wirkung, die ungünstig für die Hoden ist, aber verhindert, dass heftige Ausströmungen zum Kopf aufsteigen.

Beginn des Sigma

(119) Feigen (Frische Feigen; Trockenfeigen s. 44)

Die Feigen sind warm im ganz erstreckten ersten Grad, trocken in der Mitte des ersten, und ausreichend nahrhaft. Sie machen aber das Fleisch nicht fest und zäh wie Brot (s. 1), sondern weich und schlaff. Wenn sie nicht gut verdaut sind, füllen sie den Magen mit Blähungen. Im Vergleich zu anderen Früchten hat der Saft, den sie liefern, nur wenige Nachteile. Die Früchte reinigen den Darm, gehen leicht durch und haben eine bemerkenswerte Reinigungskraft, weshalb auch viel Sandiges von Nierenkranken nach dem Verzehr ausgeschieden wird.

Der reife Saft (der Feige) schadet wenig oder gar nicht, denn sie ist der Trockenfeige (s. 44) ähnlich, die viele Vorteile hat. Ihr Nachteil ist, dass sie kein brauchbares Blut hervorbringt, was das Wachstum von Läusen begünstigt.

Man muss nach der Nutzung von Feigen eine erleichternde Speise zu sich nehmen. Galenos, der, wie er selbst berichtet, durch den Verzehr von Obst häufig krank wurde, hörte im

ἔτους τῆς ἡλικίας αὐτοῦ μέχρι τοῦ γήρως πασῶν μὲν ἀπείχετο, σῦκα δὲ μόνα καὶ σταφυλὰς προσεφέρετο, οὐδὲ τούτων ἀμέτρως, ἀλλὰ συμμέτρως. λέγει δὲ καὶ ὡς ὅσοι τῶν φίλων αὐτοῦ τῇ τοιαύτῃ παραινέσει πεισθέντες τῆς χρήσεως τῶν ὀπωρῶν ἀπέσχοντο, ἄνοσοι διέμειναν.

ὠφελοῦσι δὲ τὰ σῦκα τὸν πνεύμονα καὶ τὸν θώρακα. φασὶ δὲ καὶ ὡς ἀντιφαρμάκου δύναμιν ἔχουσι πρὸς τὰ δηλητήρια εἴ τις αὐτοῖς καθ' ἑκάστην νῆστις χρήσοιτο.

Περὶ σταφυλῶν

Αἱ πέπειραι σταφυλαὶ θερμαί εἰσι καὶ ὑγραὶ κατὰ τὴν πρώτην ἀπόστασιν καὶ τρέφουσι τῶν λοιπῶν ὀπωρῶν πλέον, ἧττον δὲ τῶν σύκων, καὶ οὐ κακόχυμοί εἰσιν εἰ πέπειραι τυγχάνουσιν ἀκριβῶς. οὐ μὴν ἰσχυρά τε καὶ πυκνὴ ἡ ἐκ τούτων σὰρξ ἀλλὰ χαύνη καὶ πλαδαρά· καὶ μέγιστον, φησὶ Γαληνός, αὐτῶν ἀγαθὸν τὸ ταχέως ὑπέρχεσθαι· διὸ κἂν ἐπισχεθῶσι βλάπτουσιν. οὐ γὰρ πέττονται τηνικαῦτα καλῶς, ἀλλ' ὠμὸν γεννῶσι χυμὸν οὐ ῥᾳδίως εἰς αἷμα μεταβαλλόμενον.

ἡ δὲ τῶν γιγάρτων οὐσία ξηρὰ καὶ στύφουσά πώς ἐστι. διεξέρχεται οὖν τὰ ἔντερα πάντα μὴ ἀλλοιουμένη. αἱ δὲ κρεμασθεῖσαι σταφυλαὶ οὔτε ἐπέχουσι τὴν γαστέρα οὔτε προτρέπουσιν. εὐπεπτότεραι δὲ τῶν ἄλλων εἰσίν. οὐ μικρὰ δὲ διαφορὰ τῶν σταφυλῶν κατὰ τὸ γλυκείας ἢ αὐστηρὰς ἢ ὀξείας εἶναι. αἱ μὲν γὰρ γλυκεῖαι θερμότερον ἔχουσι τὸν χυλόν, αἱ δὲ αὐστηραὶ καὶ ὀξεῖαι ψυχρότερον. γαστέρα γὰρ ὑπάγουσιν αἱ γλυκεῖαι καὶ μάλιστα ὅταν ὦσιν ὑγραί. πασῶν μὲν οὖν ἀσφαλεστάτη χρῆσις ἐστὶν ὅταν σαρκώδεις ὦσι καὶ πέπειραι καὶ συμμέτρως τις αὐτῶν μεταλαμβάνει.

τινὲς δὲ σταφυλαὶ τὸ λεῖπον τῆς ἐπὶ τῶν ἀμπέλων πέψεως προσλαμβάνουσιν ἐκ τοῦ κρεμασθῆναι καὶ γλυκαίνονται. αἱ δὲ λευκαὶ σταφυλαὶ πλεῖον προτρέπουσι τὴν γαστέρα ἢ αἱ μέλαιναι. πᾶσαι δὲ διεγείρουσι τὴν τῆς τροφῆς ὄρεξιν καὶ ἀφροδισιαστικαὶ τυγχάνουσι.

Alter von 28 Jahren bis ins hohe Alter auf, alle Früchte außer Feigen und Trauben zu essen, und selbst dann nicht im Übermaß, sondern maßvoll. Er behauptet, dass diejenigen seiner Freunde, die seine Warnung beherzigten und auf Obst verzichteten, frei von Krankheiten blieben.

Es nützen die Feigen für die Lunge und den Oberkörper. Man sagt, dass sie eine Gegenmittel-Wirkung gegen Gifte haben, wenn sie täglich auf nüchternen Magen gegessen werden.

(120) Weintrauben (frisch; s. auch Rosinen 121)

Die reifen Trauben sind warm und feucht im ersten Grad. Sie sind nahrhafter als andere Früchte, jedoch etwas weniger als Feigen (s. 119); auch sind sie nicht schlechtsaftig, wenn sie die Reife genau erreicht haben. Sie machen das Fleisch nicht fest und dicht, sondern weich und schlaff. Sie tun am meisten Gutes, sagt Galenos, wenn man eine schnelle Entleerung wünscht; wenn sie verstopfen, sind sie schädlich, weil sie nicht gut verdaut werden und einen mangelhaften Saft hervorbringen, der nicht leicht in Blut umgewandelt werden kann.

Die Substanz der Kerne ist trocken und etwas herb. Diese durchlaufen alle Därme, ohne verändert zu werden. Getrocknete Weintrauben lockern oder spannen den Magen nicht. Sie sind besser verdaulich als die anderen. Es gibt keinen geringen Unterschied zwischen süßen, sauren und herben Trauben: Diejenigen, die süß sind, haben einen wärmeren Saft, die sauren einen kühleren. Die süßen Trauben entspannen den Magen, besonders wenn sie feucht sind. Alle Traubensorten sind unbedenklich, wenn sie prall und reif sind und in ausgewogenen Mengen verzehrt werden.

Manche Trauben reifen, wenn sie die übrige Reifung am Weinstock aufnehmen, beim Aufhängen vollständig nach und werden süß. Die weißen Trauben entspannen den Magen mehr als schwarze Trauben. Alle regen den Appetit an und wirken aphrodisierend.

σύγκεινται δὲ ἐκ τεσσάρων· τοῦ τε περιέχοντος ὑμένος, ὃς καὶ ψυχρὸς καὶ ξηρὸς καὶ δύσπεπτός ἐστι, καὶ τῆς οἷον σαρκὸς αὐτῆς, καὶ τῆς παρεσπαρμένης κατ' αὐτὴν ὑγρότητος, πρὸς δὲ καὶ τῶν γιγάρτων. δεῖ δὲ τόν τε ὑμένα καὶ τὰ γίγαρτα ἀποπτύειν διὰ τὸ δυσκατέργαστα εἶναι.

αἱ δὲ ὀμφακίζουσαι ψυχραί εἰσι καὶ ξηραὶ καὶ γαστρὸς ἐφεκτικαὶ καὶ εὐστόμαχοι καὶ τῆς ἀπὸ ξανθῆς χολῆς θερμότητος καταπαυστικαί, ἧττον μέντοι τρόφιμοι. ὁ δὲ τούτων χυλὸς παλαιούμενος καὶ ἅμα ῥοδοστάγματι μετὰ ζέσιν προσφερόμενος βοηθεῖ τοῖς μὴ κατέχουσι τὴν τροφὴν ἐν τῇ γαστρὶ καὶ τοῖς ναυτιώδεσι.

δεῖ δὲ μὴ μόνον τὰς σταφυλὰς ἀλλὰ καὶ πάσας τὰς ὑγρὰς ὀπώρας πρὸ τῆς λοιπῆς τροφῆς προφέρεσθαι.

Περὶ σταφίδων

Αἱ σταφίδες θερμότεραί εἰσι τῶν σταφυλῶν, ἀμείνονες δὲ αἱ λιπαρώτεραι καὶ οἷον φλοιὸν ἔχουσαι λεπτότερον, καὶ αἱ γλυκύτεραι. αὗται δὲ τροφιμώτεραι τῶν σταφυλῶν εἰσί. μετέχουσι δὲ στυπτικῆς ἅμα καὶ πεπτικῆς δυνάμεως καὶ διαφορητικῆς μετρίως. τὸν αὐτὸν δὲ λόγον ἔχουσι πρὸς τὰς σταφυλάς, ὃν αἱ ἰσχάδες πρὸς τὰ σῦκα. καὶ αἱ μὲν γλυκύτεραι θερμότεραι, αἱ δὲ αὐστηραὶ ψυχρότεραι, αἱ δὲ τὸν στόμαχον ῥωννύουσι καὶ τὴν κοιλίαν ἐπέχουσι. μέσην δέ πως κατάστασιν αἱ γλυκεῖαι ποιοῦσι μήτε ἐκλύουσαι σαφῶς τὸν στόμαχον μήτε ὑπάγουσαι τὴν γαστέρα, τό γε μὴν ἐκφρακτικὸν ἔχουσιν. ἧττον δὲ τῶν ἰσχάδων ἐνδείκνυνται αἱ σταφίδες τὸ ὑπακτικὸν καὶ τὸ ῥυπτικόν. εὐστομαχώτεραι δὲ τούτων εἰσίν. ὠφελοῦσι δὲ τὸ στῆθος καὶ τὸν σπλῆνα.

μετὰ δὲ τῶν γιγάρτων ἐσθιόμεναι λυσιτελοῦσι τοῖς ἐντέροις, πλὴν κρεῖττον τὰ γίγαρτα αὐτῶν ἀποπτύειν διὰ τὸ ἐν αὐτοῖς σκληρὸν καὶ γεῶδες. ἐνδυναμοῦσι δὲ τὰ καθαρτικὰ φάρμακά τινι ἰδιότητι. φησὶ δέ τις τῶν ἰατρῶν, ὡς εἰ βούλε-

Die Traube besteht aus vier Teilen: Die Schale, die die Beere umgibt, ist kalt, trocken und nicht leicht verdaulich; dann kommt das fleischige Fruchtfleisch, dann die Flüssigkeit, mit der es getränkt ist, und schließlich die Kerne. Die Schale und die Kerne müssen verworfen werden, da sie nur schwer umsetzbar sind.

Die unreifen Trauben sind kalt, trocken, verstopfen den Darm, halten die Erwärmung durch die gelbe Galle an, sind aber weniger nahrhaft. Ihr Saft, konserviert und mit Rosenwasser vermischt, ergibt nach dem Kochen ein Getränk, das jenen Erleichterung verschafft, die keine Nahrung im Magen behalten können und sich erbrechen wollen.

Man muss nicht nur Trauben, sondern auch alle anderen feuchten Früchte vor der übrigen Mahlzeit servieren.

(121) Rosinen

Die Rosinen sind wärmer als frische Weintrauben (s. 120). Die besten sind die fetteren, die eine feinere Haut und mehr Süße haben. Sie sind nahrhafter als frische Trauben. Sie haben Anteil an Herbheit und zugleich an Verdauungs- und mäßiger Abführkraft. Für Weintrauben gilt das gleiche Verhältnis wie für Trockenfeigen (s. 44) und (frische) Feigen (s. 119): Die süßesten sind die wärmsten, die herberen sind kühler, aber sie stärken den Magen und halten die Bauchhöhle fest. Die süßen Trauben haben eine Zwischenwirkung, sie entspannen den Magen nicht deutlich, halten aber auch seine Entleerung nicht an, reinigen jedoch. Die Rosinen sind den Trockenfeigen in ihrer abführenden und reinigenden Wirkung unterlegen, aber sie sind vorteilhafter für den Magen. Sie nützen der Brust und der Lunge. Sie stärken die Leber und die Milz.

Mit den Kernen gegessen, sind sie hilfreich für den Darm, aber es ist besser, die Kerne wegen ihrer harten, erdigen Konsistenz zu verwerfen. Eine besondere Wirkung stärkt abführende Medikamente. Einer der Ärzte behauptet, dass man,

ταί τις ἐλαττῶσαι τὸ φλέγμα ἐν τῷ σώματι αὐτοῦ, ἐσθιέτω νῆστις σταφίδων λιπαρῶν ἑξάγια ἓξ ἐφ' ἡμέραις ἑπτά.

οἱ δὲ Αἰγύπτιοι κατασκευάζουσιν ἐκ τῶν σταφίδων καὶ τοῦ μέλιτος οἶνον, ὃν ἡλιακὸν ὀνομάζουσιν. ἔστι δὲ τῇ γεύσει ἡδύτατος.

Περὶ τοῦ σάχαρ

Τὸ σάχαρ θερμόν ἐστι καὶ ὑγρὸν κατὰ τὴν πρώτην ἀπόστασιν. ἔχει δὲ δύναμιν ῥυπτικὴν καὶ διαφορητικὴν καθάπερ τὸ μέλι, πλὴν οὔτε δίψαν ἐμποιεῖ οὔτε δῆξιν ἐν τῷ στομάχῳ.

προτρέπει δὲ τὴν γαστέρα καὶ ὠφελεῖ τόν τε θώρακα καὶ τοὺς νεφροὺς καὶ τὴν κύστιν. οἱ δὲ λογιζόμενοι ἰατροὶ τοῦτο ψυχρὸν ἁμαρτάνουσιν. εἴδομεν γὰρ αὐτὸ ἐν ταῖς θερμοτέραις κοιλίαις ἐκχολούμενον. κρεῖττον δέ ἐστι τὸ παλαιὸν σάχαρ τοῦ νέου· λεπτομερέστερον γὰρ γίνεται καὶ θερμότερον, πλὴν κεφαλαλγίαν ἐμποιεῖ.

ὕδατι δὲ ἀναλυόμενον μεταλαμβάνει τῆς τοῦ ὕδατος ψυχρότητος καὶ ψύχει. θυμιώμενον δὲ καὶ ὀσφραινόμενον τοὺς τὴν κεφαλὴν ῥευματιζομένους ὀνίνησιν.

Περὶ σελίνου

Τὸ σέλινον θερμόν ἐστι κατὰ τὴν δευτέραν ἀπόστασιν ἐπιτεταμένην, ξηρὸν δὲ κατὰ τὴν μέσην τῆς τρίτης. ὑπάρχει δὲ διουρητικὸν καὶ ἀποφρακτικὸν καὶ ἄφυσον, μᾶλλον δὲ καὶ πνευμάτων διαφορητικὸν καὶ καταμηνίων ἀγωγόν.

δύσπεμπτον δέ ἐστι καὶ δεῖ τοῦτο διὰ μέσης προσφέρεσθαι τῆς τροφῆς, ἐπέχει δὲ μικρόν τι τὴν γαστέρα, ἰδιότητι δέ τινι βλάπτει τοὺς ἐπιληπτικούς. καὶ δεῖ τοὺς τοιούτους τούτου πάντη ἀπέχεσθαι. πολλάκις γάρ τινας τῶν τέως μὲν ὑγιαινόντων δεκτικῶν δὲ ὄντων τῆς τοιαύτης νόσου ἐπιληπτικοὺς ἡ τούτου χρῆσις εἰργάσατο.

wenn jemand den Schleim in seinem Körper reduzieren will, 1 *Exagion* (zu je 1½ Drachmen à 4–6 g) Rosinen auf nüchternen Magen sechs Tage lang essen muss.

Die Ägypter bereiten einen Wein mit Rosinen und Honig zu, den sie *heliakos* (Sonnen-Wein) nennen. Er ist äußerst angenehm im Geschmack.

(122) Zucker

Der Zucker ist warm und feucht im ersten Grad. Er hat eine reinigende und abführende Kraft wie Honig, macht allerdings nicht durstig und reizt nicht den Magen.

Er regt den Magen an und nützt dem Oberkörper, den Nieren und der Blase. Die Ärzte, die sagen, dass er kalt ist, liegen falsch. Wir sehen nämlich, dass er in den wärmeren Gedärmen gallig wird. Der alte Zucker ist besser als der neue; er ist nämlich von einer feinteiligeren und wärmeren Beschaffenheit, allerdings verursacht er Kopfschmerzen.

In Wasser aufgelöst, übernimmt er seine Frische und kühlt. Wenn er verbrannt wird, lindert sein Rauch die Flüsse (*rheumata*) aus Fluxionen des Kopfes.

(123) Eppich (Petersilie, Sellerie)

Der Eppich ist warm bis hin zum zweiten Grad und trocken bis zur Mitte des dritten. Er ist harntreibend, beseitigt Verstopfungen und Blähungen, vertreibt Darmwinde und löst die Menstruation aus.

Er ist schwer verdaulich, daher sollte er in der Mitte der Mahlzeit serviert werden. Es strafft den Magen ein wenig. Er hat eine natürlich schädliche Wirkung auf Epileptiker, daher müssen sie sich seiner ganz enthalten. Oft werden Menschen, die sich von dieser Krankheit erholt haben, nach der Nutzung von Eppich epileptisch.

βλάπτει δὲ καὶ τοὺς ὄρχεις. δυναμικώτερον δὲ τῶν φύλλων εἰς τὴν ἐνέργειαν τὸ σπέρμα καὶ τούτου ἡ ῥίζα. λυσιτελεῖ τὸ σέλινον καὶ πρὸς λυγμοὺς τοὺς ἀπὸ παχέων περιττωμάτων. ῥύπτει δὲ τοὺς νεφροὺς ταὶ τὴν κύστιν καὶ ἀποφράττει τὰς γινομένας ἐμφράξεις ἔν τε ταῖς φλεψὶ καὶ ταῖς ἀρτηρίαις, τὸ δὲ τούτου σπέρμα μεταλαμβανόμενον μέθης γίνεται ἀποτρεπτικόν. συμβάλλεται δὲ τὸ σέλινον εἰς εὐωδίαν τοῦ στόματος. καὶ πολλοὶ διὰ τῆς συνεχοῦς τούτου χρήσεως καὶ τῆς στόματος δυσωδίας ἀπηλλάγησαν.

κατωφερεστέρας δὲ ποιεῖ τὰς γυναῖκας εἰς ἀφροδίσια. καὶ τὸ ἀπόζεμα δὲ τούτου ἐγκάθισμα γινόμενον καὶ ἐπαντλούμενον λίθους ὥς φασιν ἐκβάλλει καὶ δυσουρίαν θεραπεύει καὶ νεφροὺς ἰᾶται· δεῖ δὲ τὰς θηλαζούσας τῆς τούτου χρήσεως ἀπέχεσθαι· ἐλαττοῖ γὰρ τὸ γάλα.

ὁ δὲ τούτου χυλὸς λυσιτελεῖ τοῖς ἀπὸ τῶν ἀμφημερινῶν πυρετῶν ῥίγεσι μεταλαμβανόμενος. τὸ δὲ ἄγριον ἀντιφαρμάκου δύναμιν ἔχει πρὸς τὰ δηλητήρια.

Περὶ σεύτλου

Τὸ σεῦτλον θερμόν ἐστι καὶ ξηρὸν κατὰ τὴν πρώτην ἀπόστασιν. ἔστι δὲ ἐν αὐτῷ χυλὸς μετρίως ῥυπτικός, ὡς καὶ τὴν γαστέρα πρὸς ἔκκρισιν ἐπεγείρει καὶ τὸν στόμαχον ἐνίοτε δάκνειν καὶ μάλιστα ἐκείνων ὅσοι περ ἂν εὐαίσθητον αὐτὸν ἔχουσι. καὶ διὰ τοῦτο κακοστόμαχόν ἐστιν ἔδεσμα πλεῖον βρωθέν. ἡ δὲ ἀπ᾽ αὐτοῦ τροφὴ βραχεῖα καθάπερ τῶν ἄλλων λαχάνων, ἐπιτήδειόν τέ ἐστι εἰς τὰς κατὰ τὸ ἧπαρ ἐμφράξεις μετὰ ὄξους ἐσθιόμενον. τὸν αὐτὸν δὲ τρόπον ἐσθίεται καὶ τοῖς ὑποσπλήνοις ἀγαθὸν γίνεται φάρμακον. σύγκειται δὲ τὸ σεῦτλον ἐξ ἐναντίων δυνάμεων. ὁ μὲν γὰρ χυλὸς αὐτοῦ ἐστι θερμὸς καὶ γαστρὸς ὑπαγωγὸς καὶ διψώδης. αὐτὸ δὲ τὸ σῶμα παχυμερὲς καὶ φυσῶδες καὶ δύσπεπτον καὶ ψυχρὸν καὶ γαστρὸς ἐφεκτικόν, καὶ διὰ τοῦτο διαφόρως ἑψόμενον, ἐναλλασσομένου τοῦ ὕδατος ἐν ᾧ ἕψεται, ἐπέχει τὴν γαστέρα διὰ τὸ ἀποβάλλειν τὴν νιτρώδη ποιότητα.

Er schadet auch den Hoden. Kräftiger als die Blätter für die Wirksamkeit sind der Samen und die Wurzel von ihm. Eppich ist recht wirksam gegen Schluckauf, der durch dicke Schlacken verursacht wird. Er reinigt die Nieren und die Blase und beseitigt Verstopfungen in den Adern und (Luft- und Speise-) Röhren. Die Einnahme seines Samens befreit von Trunkenheit. Eppich verleiht dem Körper einen guten Mundgeruch, und viele haben wegen des fortwährenden Gebrauchs von ihm auch den schlechten Mundgeruch entfernt.

Er macht Frauen geneigter für den sexuellen Verkehr. Seine Abkochung in Sitzbädern und Aufgüssen soll Steine heraustreiben, Harnzwang lindern und die Nieren heilen. Frauen in der Stillzeit müssen sich von seiner Einnahme enthalten, da er die Milch verringert.

Sein Saft ist nützlich für Menschen bei Eintags-Fiebern, wenn er mit Kälte(mitteln) eingenommen wird. Die wilde Art hat eine Gegenmittel-Wirkung gegen Gifte.

(124) Mangold

Der Mangold ist warm und trocken im ersten Grad. Der Saft in ihm ist mäßig reinigend, sodass er sowohl den Darm zur Entleerung anregt als auch manchmal den Magen reizt, vor allem bei Menschen, bei denen der Magen empfindlich ist. Deshalb ist es ein für den Magen ungünstiges Lebensmittel, wenn zu viel gegessen wird. Der Nährwert von ihm ist gering, wie der von anderen Gemüsen, geeignet ist er gegen Leberverstopfungen, wenn er mit Essig gegessen wird. Auf dieselbe Weise gegessen wird er zu einem guten Heilmittel für Milzleidende. Mangold besteht aus gegensätzlichen Kräften: Sein Saft ist warm, entspannt den Magen und macht durstig. Sein Körper ist von Natur aus dick, blähend, schwer verdaulich, kühlend und den Darm verstopfend. Unterschiedlich (zweimal) gekocht, wobei man das Kochwasser austauscht, strafft er den Magen, da er seine dem Natron ähnliche Eigenschaft verloren hat.

Περὶ σευτλορίζου

Τὸ σευτλόριζον φλέγματός ἐστι γεννητικόν. ὑπάρχει δὲ παχυμερὲς καὶ δύσπεπτον καὶ φυσῶδες, τὴν δὲ γαστέρα προτρέπει· εἰ δέ τις τοῦτο καύσει καὶ μέλιτι φυράσει καὶ πλύνει δι' αὐτοῦ τὴν κεφαλὴν τὴν ἀρξαμένην φαλακροῦσθαι, συνέξει τὰς λοιπὰς τρίχας.

Περὶ σηπίας

Ἡ σηπία δύσπεπτός ἐστι καὶ ὀλίγον ἔχει ἐν ἑαυτῇ τὸν ἁλυκὸν χυμόν. εἰ μέντοι πεφθῇ, τροφὴν οὐκ ὀλίγην δίδωσι τῷ σώματι.

ἀπογεννᾷ δὲ ὠμὸν χυμόν. διὸ δεῖ μετὰ δριμέων ἀρτυμάτων ταύτην προσφέρεσθαι καὶ οἶνον ἐπιπίνειν παλαιὸν καὶ λεπτόν.

λέγεται δὲ ὡς εἴ τις θρυαλλίδα σηπίας μέλανι καὶ ἰῷ χαλκοῦ χρίσει, ποιήσει τοὺς μὲν χαλκοῦς τοὺς δὲ μέλανας φαίνεσθαι διὰ τὴν τῶν μιχθέντων κατασποράν.

Περὶ σησάμου

Τὰ σήσαμα θερμά ἐστι κατὰ τὴν ἀρχὴν τῆς πρώτης τάξεως, ὑγρὰ δὲ κατὰ τὸ ἔσχατον αὐτῆς, καὶ διὰ τὸ ἐν αὐτοῖς ἐλαιῶδες ἐμπίμπλησι τοὺς ἐσθίοντας ταῦτα ταχέως.

ἀνατρέπει δὲ τὸν στόμαχον καὶ βραδέως πέπτεται καὶ τροφὴν δίδωσι τῷ σώματι λιπαρὰν καὶ δίψαν ἐμποιεῖ, καὶ εἴ τι τούτων τοῖς ὀδοῦσι καταλειφθῇ, δυσωδίαν στόματος ἐργάζεται.

προτρέπει δὲ τὰ καταμήνια καὶ τὰ σπλάγχνα βλάπτει. ἀμέτρως δὲ μεταλαμβανόμενα ἐμφράξεις ποιεῖ ἔν τε τῷ ἥπατι καὶ τῷ σπληνί.

(125) Mangoldwurzel

Die Mangoldwurzel bringt Schleim hervor. Sie ist dickflüssig, unverdaulich und blähend und lockert den Magen. Wenn jemand sie kocht, mit Honig vermischt und als Salbung auf einen Kopf aufträgt, bei dem die Haare auszufallen beginnen, wird sie die übrigen Haare festhalten.

(126) Tintenfisch

Der Tintenfisch ist schwer verdaulich und hat wenig salzigen Saft in sich. Wenn er (gut) verdaut wird, bietet er keine geringe Nahrung für den Körper.

Er bringt aber rohen Saft hervor. Deshalb muss man ihn mit kräftigen Gewürzen zubereiten und gleichzeitig alten und leichten Wein trinken.

Man sagt: Wenn jemand einen Docht mit schwarzer Tintenfischtinte und Rost von Erz einsalbt, wird er bewirken, dass wegen der Verteilung des Mischguts bald das (braune) Erz, bald das Schwarz (der Tinte) zu sehen ist.

(127) Sesam

Der Sesam ist warm im ersten Grad und feucht bis zu dessen Äußerstem; wegen seiner öligen Art sättigt er die Essenden schnell.

Er verdirbt aber den Magen, wird nur langsam verdaut, versorgt den Körper mit fettiger Nahrung und verursacht Durst sowie, wenn etwas von ihm zwischen den Zähnen belassen wird, Mundgeruch.

Er regt die Menstruation an und schadet den Eingeweiden. Ohne Mäßigung aufgenommen, verursacht er Verstopfungen in der Leber und der Milz.

Συάκιον

Τὸ συάκιον οὐ κακόχυμόν ἐστι καὶ μάλιστα ὅτε πεφθῇ. τρέφει γὰρ ἱκανῶς. ὠφελεῖ δὲ μάλιστα τοὺς τὴν κρᾶσιν θερμούς, καὶ ἔοικεν ἡ τούτου σὰρξ τῇ τῶν ἀλεκτορίδων. οὔτε γὰρ τῶν πάνυ σκληροτάτων ἐστίν, οὔτε τῶν χαύνων, ἀλλὰ συμμετρίας μετέχει καὶ ἡδύτητος, καὶ διὰ τοῦτο δύναμιν τῷ σώματι πεφθὲν περιποιεῖται καὶ αἷμα ἀπογεννᾷ ἐγγὺς τοῦ συμμέτρου.

Περὶ σκορόδου

Τὸ σκόροδον θερμόν ἐστι καὶ ξηρὸν κατὰ τὸ μέσον τῆς τετάρτης ἀποστάσεως. ἐπιτηδειότατον δὲ ὑπάρχει τοῖς παχὺν καὶ γλίσχρον ἢ ὠμὸν ἠθροικόσι χυμόν, ἐκφράττον τοῦτον καὶ τέμνον. ἔχει δέ τι καὶ κακόχυμον, ὅπερ ἀποβάλλει ὕδατι ἑψόμενον.

ταῖς δὲ ψυχραῖς κράσεσι προφυλακτικὸν γίνεται πολλάκις ὑγείας. προτρέπει δὲ τὴν γαστέρα καὶ τὰ οὖρα. βλάπτει δὲ τοὺς τὴν κρᾶσιν θερμούς, καὶ μάλιστα τοὺς ὀφθαλμοὺς αὐτῶν καὶ τὴν κεφαλὴν καὶ τὸν πνεύμονα καὶ τοὺς νεφρούς.

ἰδιότητι δέ τινι καταπαύει τὴν δι' ἁλυκὸν χυμὸν δίψαν καὶ τὰς ἕλμινθας ἐκβάλλει καὶ τὰ πνεύματα διαφορεῖ. εἰ δὲ καὶ βλάπτει τὴν ὑγιῆ ὄψιν, ἀλλ' οὖν τὴν δι' ὑγρότητος ἀμβλυωπίαν ἰᾶται. ξηραίνει δὲ τὴν γονὴν ἐπὶ τῶν θερμῶν σωμάτων, ἐπὶ δὲ τῶν ψυχρῶν καὶ ὑγρῶν σωμάτων θερμαίνει ταύτην καὶ ἀφροδισιαστικὸν γίνεται.

ἀντιφάρμακον δέ ἐστι πρός τε τὰ δηλητήρια καὶ τὰ τῶν ἰοβόλων δήγματα, ὥσπερ σχεδὸν ἡ θηριακή. καὶ διὰ τοῦτο ὁ Γαληνὸς θηριακὴν τοῦτο καλεῖ τῶν ἀγροτῶν. φεύγουσι δὲ τοῦτο οἱ ὄφεις, ὥσπερ καὶ τὰ πήγανα. καὶ διὰ τοῦτο οἱ Πέρσαι τὸ πρὶν τὰ μαγειρεῖα αὐτῶν σκορόδων ἐνεπίμπλων. λέγεται δὲ ὡς εἰ δύο τινὲς δηλητηρίου μεταλήψονται, ἧττον βλαβήσεται ὁ σκορόδων ἀπογευσάμενος ἢ ὁ μὴ χρησάμε-

(128) Ferkel

Das Ferkel ist nicht schlechtsaftig, insbesondere, wenn es (gut) verdaut wird. Es nützt besonders Menschen mit einer warmen Körpersäfte-Mischung; sein Fleisch ähnelt dem von Hühnern (s. 101). Es ist weder sehr hart noch weich, sondern von mittlerer Konsistenz und sehr angenehm im Geschmack. Außerdem gibt es dem Körper Kraft, wenn es (gut) verdaut wird, und bildet ein Blut von nahezu ausgewogener Zusammensetzung.

(129) Knoblauch

Der Knoblauch ist warm und trocken etwa in der Mitte des vierten Grades. Er ist äußerst vorteilhaft für Menschen, in denen sich dicker, zäher und roher Saft angesammelt hat, da er diesen zerlegt und zersetzt. Er hat etwas Schlechtsaftiges an sich, das er verliert, wenn er gekocht wird.

Bei kalten Körpersäfte-Mischungen ist er oft ein prophylaktisches Mittel für die Gesundheit. Er regt Magen und Urintrakt an. Er schadet denen mit warmer Körpersäfte-Mischung, insbesondere deren Augen, Kopf, Lunge und Nieren.

Aufgrund einer gewissen Eigenschaft beendet er den Durst durch salzige Säfte, vertreibt Darmwürmer und zerstreut Darmwinde. Wenn er auch der gesunden Sehkraft schadet, heilt er doch die durch Feuchtigkeit verursachte Stumpfsichtigkeit. Er trocknet das Sperma in heißen Körpern, in kalten und feuchten Körpern erwärmt er es und wirkt aphrodisierend.

Er ist als Gegenmittel gegen Gifte und Wunden von Giftpfeilen fast so gut wie Theriak. Deshalb nennt Galenos ihn auch den Theriak der Landleute. Es meiden ihn die Schlangen so wie Raute (s. 105); deshalb füllten die Perser einst ihre Speisen mit viel Knoblauch. Man sagt, wenn zwei Menschen Gift einnehmen, ist derjenige, der danach Knoblauch isst, weniger krank als derjenige, der ihn nicht verwendet. Das Glei-

νος. τὸ δὲ αὐτὸ συμβαίνει, εἰ καὶ δύο τινὲς δηχθῶσιν ὑπὸ ἰοβόλων.

καὶ δῆλον ἐκ τούτου, ὡς ὁμοιότης τις ἔνεστι τῇ ἐν τῷ σκορόδῳ θερμότητι πρὸς τὸ ἐν ἡμῖν ἔμφυτον θερμόν. διὸ καὶ διανιστᾷ τοῦτο καὶ τὰ στερεὰ τονοῖ μόρια, ὥστε τὸ βλάπτον αὐτὰ ἀποσοβῆσαι καὶ ἀποσείσασθαι. οὐ μόνον δὲ πνευμάτων διαφορητικόν ἐστιν, ἀλλὰ καὶ κωλύει τὴν τούτων γένεσιν καὶ τὰς ἀπὸ πνεύματος κωλικὰς διαθέσεις καὶ πρὸς τὰς χρονίας ἰσχιάδας τὰς ἀπὸ φλέγματος λυσιτελεῖ.

λεπτύνει τε τὴν τροφὴν καὶ τὸ αἷμα καὶ ἐρυθραίνει τὸ πρόσωπον καὶ τὴν τραχεῖαν καθαίρει ἀρτηρίαν. εἰ δέ γε ὀπτηθῇ καὶ ἐπιτεθῇ βεβρωμένοις ὀδοῦσιν ἢ τοῖς δι᾽ ὑγρότητα ὀδυνωμένοις, ὀνίνησιν. εἰ δὲ σὺν μέλιτι ἐπιπλασθῇ, τοῖς ἐν τῇ κεφαλῇ ὑγροῖς ἕλκεσιν ἴαμα γίνεται, πρός τε ἀρθρίτιδας τὰς ἀπὸ φλέγματος καὶ βῆχας λυσιτελεῖ καὶ πρὸς ἀλφοὺς καὶ λέπρας.

οὐ μόνον δὲ μεταλαμβανόμενον ὠφελεῖ πρὸς τὰ τῶν ἰοβόλων δήγματα, ὡς προείπομεν, ἀλλὰ καὶ μετὰ τὸ θλασθῆναι ἐπιτιθέμενον.

λέγεται δὲ παρ᾽ Ἴνδοις ὡς καὶ πρὸς τὰς ἐν τῷ πνεύμονι πληγὰς χρησιμεύει καὶ τὰς στραγγουρίας καὶ πρὸς τὰς ψυχρὰς τῆς γαστρὸς διαθέσεις καὶ ὡς τῇ φωνῇ βλαπτικὸν τυγχάνει καὶ ταῖς αἱμορροΐσι καὶ ἐπὶ τῶν τεινεσμῶν καὶ τῆς γαστρορροίας καὶ τῶν χοιράδων καὶ τῶν ἑκτικῶν πυρετῶν.

βλάπτει δὲ καὶ τὰς κυούσας καὶ τὰς θηλαζούσας καὶ καταμηνίων ἀγωγόν ἐστιν.

Περὶ σινάπιος

Τὸ σίνηπι θερμόν ἐστι καὶ ξηρὸν κατὰ τὸ μέσον τῆς τετάρτης ἀποστάσεως. ἀναλυτικόν τε καὶ διαφορητικὸν ὑπάρχει τῆς ἐν τῇ κεφαλῇ καὶ τῷ στομάχῳ ὑγρότητος. ὠφελεῖ τε πρὸς τὰς ἀπὸ ὑγρότητος καὶ πνεύματος σπληνικὰς διαθέσεις καὶ πρὸς τὰς δι᾽ ὑπερόπτησιν φλέγματος τεταρταϊκὰς νόσους

che geschieht, wenn zwei Menschen von Giftpfeilen verwundet wurden.

Daraus ist ersichtlich, dass Knoblauch mit einer Wärme ausgestattet ist, die unserer eigenen natürlichen Wärme ähnelt und sie folglich erhöht und die festen Körperteile strafft, sodass sie Schädliches, das sie empfangen haben, zerstreuen und abstoßen. Er beseitigt nicht nur die Darmwinde, sondern verhindert auch deren Bildung und ist nützlich bei einer Neigung zu Koliken und chronischen Hüftschmerzen aus Schleim.

Er macht die Nahrung und das Blut heller, das Gesicht röter und behebt die Rauheit der Luftröhre. Wenn er gekocht und auf die Zähne derer aufgelegt wird, die Zahnschmerzen als Folge des Kauens oder von Feuchtigkeit haben, nützt er. Wenn er mit Honig als Pflaster aufgelegt wird, ist er ein Mittel gegen nässende Geschwüre des Kopfes und gegen Arthritis aus Schleim. Er nützt gegen Husten, weiße Flecken auf der Haut und Hautausschläge (*lepra*).

Er hilft gut gegen Wunden von Giftpfeilen, wie wir schon gesagt haben, nicht nur, wenn man ihn isst, sondern auch, wenn man ihn zerdrückt und lokal anwendet.

Man sagt, dass die Leute bei den Indern ihn gegen Lungenwunden, Harnzwang und kaltes Magenleiden nützlich einsetzen, auch wenn sie ihn als Schadensmittel für die Stimme, Hämorrhoiden, Tenesmus (Hartleibigkeit), Durchfall, Skrofulose und hektisches Fieber ansehen.

Er schadet den Schwangeren und Stillenden und verursacht das Auftreten der Menstruation.

(130) Senf

Der Senf ist warm und trocken bis zur Mitte des vierten Grades. Er ist auflösend und abführend für die Feuchtigkeit im Kopf und im Magen. Er nützt bei Milzleiden aus Feuchtigkeit und Wind, bei den durch übermäßig gekochten Schleim entstehenden Krankheiten am vierten Tag (Malaria-Fiebern) und

καὶ τὰς ἀπὸ φλέγματος ποδάγρας. βλάπτει δὲ τὴν ὄψιν καὶ τὴν θερμὴν κεφαλὴν καὶ τὸ θερμὸν ἧπαρ. συνεργεῖ τε περὶ τὴν πέψιν καὶ τὴν ἀνάδοσιν τῶν παχυμερεστέρων τροφῶν, τήκει τε τὰς ἐν τῇ γαστρὶ ὑγρότητας.

καταπλασσόμενόν τε ταῖς λέπραις ἀλλοιοῖ πρὸς τὸ βέλτιον καὶ τὰς δι᾽ ὑγρότητα βαρυνομένας γλώττας ξηραίνει. μετὰ δὲ μέλιτος πρὸς βῆχας λυσιτελεῖ μεταλαμβανόμενον. σὺν δὲ ἰσχάσι τοῖς ἰσχιαδικοῖς καταπλασσόμενον καὶ τοῖς σπληνικοῖς ἐπιτήδειόν ἐστιν. ἕλκει γὰρ τὰ ἔνδον ἐπὶ τὴν τοῦ σώματος ἐπιφάνειαν. θυμιώμενον δὲ διώκει τοὺς ὄφεις.

Περὶ στάχου

Τὸ στάχος θερμόν ἐστι κατὰ τὴν πρώτην ἀπόστασιν, ξηρὸν δὲ κατὰ τὴν δευτέραν συμπληρουμένην. ἁρμόττει δὲ πρός τε τὸν στόμαχον καὶ τὸ ἧπαρ. μεταλαμβανόμενόν τε καὶ ἔξω ἐπιτιθέμενον καὶ τὰ οὖρα κινεῖ. καὶ τὰ κατὰ τὴν γαστέρα καὶ τὰ ἔντερα ῥεύματα ξηραίνει, καὶ πρὸς τούτοις ἔτι καὶ τὰ κατὰ τὴν κεφαλὴν καὶ τὸν θώρακα. τὴν δὲ τῶν καταμηνίων ἄμετρον ῥύσιν ἐπέχει ἰδιότητί τινι. καὶ τοὺς νεφροὺς βλάπτει. κρεῖττον δὲ στάχος τὸ ὑπομέλαν τὴν χροιάν, ὃ καὶ ἀπὸ τῆς Ἰνδικῆς μετακοίζεται χώρας, πλήν τινες ἀπέχονται τῆς τούτου χρήσεως διὰ τὸ γίνεσθαι ἐν αὐτῷ δραστήριόν τι δηλητήριον ὀνομαζόμενον πῖσον παρὰ τῶν Ἰνδῶν, ὅπερ οὐ μόνον πινόμενον ἀλλὰ καὶ ἱδροῦντι σώματι ἐπιτιθέμενον ἀναιρεῖ, εἰ τάχα καὶ ἀκριβῶς ἐκκαθαίρεται παρὰ τῶν ἐγχωρίων. δεδίασι γὰρ οἱ μὴ χρώμενοι τοῦτο μήποτε κατὰ λήθην κατελείφθη τι ἐν αὐτῷ τοῦ δηλητηρίου.

Περὶ σαμψύχου

Τὸ σάμψυχον θερμόν ἐστι καὶ ξηρὸν κατὰ τὴν δευτέραν ἀπόστασιν. ὠφελεῖ δὲ πρὸς τὰς ἀπὸ φλέγματος κεφαλ-

bei aus Schleim stammender Fußgicht. Er schadet der Sicht, dem heißen Kopf und der heißen Leber. Er nützt der Verdauung und dem Durchgang der Nahrung von dickerer Konsistenz und bringt die Flüssigkeiten des Magens zum Abfließen.

Als Pflaster aufgelegt, verändert er die Hautausschläge zum Besseren und trocknet die von Feuchtigkeit belasteten Zungen. Mit Honig eingenommen nützt er bei Husten. Mit Trockenfeigen (s. 44) wird er bei Hüftleidenden als Pflaster aufgelegt und ist für Milzleidende geeignet; er zieht das, was im Inneren des Körpers ist, ans Licht. Wenn er verbrannt wird, hält sein Rauch Schlangen fern.

(131) Ziest

Der Ziest ist warm im ersten Grad und trocken im ganz erfüllten zweiten. Er ist günstig für den Magen und die Leber. Eingenommen oder äußerlich angewendet, regt er den Urin an. Er trocknet die Flüsse des Magens und der Därme sowie die der Eingeweide aus, dazu auch die im Kopf und im Oberkörper. Den unmäßigen Menstruationsfluss hält er aufgrund einer bestimmten Eigenschaft an. Er schadet den Nieren. Besser ist der Ziest von schwärzlicher Farbe, der auch aus dem indischen Land gebracht wird. Allerdings halten sich manche von dessen Verwendung fern, da er als mächtiger und giftiger gilt, weil er nicht nur im Trank, sondern auch in der (äußeren) Anwendung dem Körper Flüssigkeiten entzieht, wenn er nicht umgehend und sorgfältig gereinigt wurde. Diejenigen, die ihn nicht benutzen, befürchten, dass durch Vergesslichkeit etwas vom Gift in ihm zurückgeblieben ist.

(132) Majoran

Der Majoran ist warm und trocken im zweiten Grad. Er nützt bei Kopfschmerzen aufgrund von Schleim und hindert durch eine

αλγίας, κωλύει δὲ ἰδιότητί τινι ὀσφραινόμενον τὰς κατὰ τοὺς ὀφθαλμοὺς ὑποχύσεις, βλάπτει δὲ μεταλαμβανόμενον τὴν κύστιν, ξηραίνει δὲ τὰ ἐκ τῆς κεφαλῆς ῥεύματα. τῷ δὲ τοῦ σκορπίου δήγματι μετὰ ὄξους καὶ μέλιτος ἐπιτιθέμενον παύει τὴν ὀδύνην.

Σπάρτος

Ὁ σπάρτος ᾧ τὰς ἀμπέλους δεσμοῦσι. τούτου ὁ καρπὸς καὶ τὸ ἄνθος ποθέντα σὺν μελικράτῳ ὀβολοὶ πέντε καθαίρει ἄνω ὥσπερ ἐλλέβορος λευκὸς ἀκινδύνως. ὁ δὲ καρπὸς καὶ κάτω καθαίρει, αἱ δὲ ῥάβδοι καὶ ἰσχιάδας ὠφελοῦσι.

Στιχάς

Ἡ στιχὰς ἐκφράττει καὶ λεπτύνει καὶ ῥύπτει καὶ ῥωννύει τὰ σπλάγχνα πάντα καὶ ὅλην τοῦ ζῴου τὴν ἕξιν.

Ἀρχὴ τοῦ τ

Περὶ τυροῦ

Οἱ τυροὶ πάντες κακόχυμοι καὶ δύσπεπτοι καὶ ὀξυρεγμιώδεις, καὶ φύσης ὑποπιμπλῶντες τὴν γαστέρα τῷ διαχωρῆσαι πονήρως, καὶ φλεγματώδεις καὶ καυσώδεις τῇ κοιλίᾳ. προσλαμβάνουσι γὰρ ἀπὸ τῆς πιτύας δριμύτητα.

χρονίσας δὲ ὁ τυρὸς γίνεται καὶ θερμότερος καὶ καυσωδέστερος καὶ δυσπεπτότερος καὶ κακοχυμώτερος καὶ πρὸς τὴν τῶν λίθων ἐν τοῖς νεφροῖς γένεσιν πλεῖον βλαβερός. ἐδείχθησαν γὰρ οἱ λίθοι γεννώμενοι, ὅτε συνέλθῃ πάχος χυ-

natürliche Eigenart, zum Riechen gegeben, die Augenverdunkelung. Er schadet aber, wenn er eingenommen wird, der Blase und trocknet die Flüsse aus dem Kopf aus. Bei Skorpionstich mit Essig und Honig aufgelegt, beendet er den Schmerz.

(133) Espartogras

Das Espartogras (ist das), mit dem die Rebstöcke angebunden werden. Seine Frucht und seine Blüte reinigen, mit 5 Obolen (zu je $^1/_6$ Drachme à 4–6 g) Melikraton (Wein-Honig-Gemisch) eingenommen, den oberen Trakt als risikoloses Brechmittel in der Art der weißen Nieswurz. Seine Frucht ist auch abführend. Seine Zweige nützen den Hüftleidenden.

(134) Lavendel (Schopf-Lavendel)

Der Lavendel hebt Verstopfungen auf, reinigt, entschlackt und stärkt alle Organe und die gesamte Konstitution des Lebewesens.

Beginn des Tau

(135) Käse

Die Käse sind alle schlechtsaftig und schwer verdaulich; sie verursachen saures Aufstoßen, blähen den Darm auf, da sie nur schwer durchgehen, und sind schleimig und heiß in der Bauchhöhle. Sie erhalten die Schärfe aus dem Lab.

Alter Käse wird beißender, wärmender, unverdaulicher, schlechtsaftiger und eher schädlich, da er die Bildung von Steinen in den Nieren fördert. Man hat nämlich gezeigt, dass die Steine entstehen, wenn die Dicke von Körpersäften mit

μῶν θερμότητι. φευκτέον οὖν μάλιστα τὸν τοιοῦτον τυρὸν ὡς μηδὲν ὅλως ἀγαθὸν ἔχοντα μήτε εἰς πέψιν μήτε εἰς ἀνάδοσιν μήτε εἰς οὔρησιν ἢ ὑπαγωγὴν τῆς γαστρός, ὥσπερ οὐδ' εἰς εὐχυμίαν.

ἧττον δὲ μοχθηρὸς ὁ μήτε παλαιὸς μήτε δριμύς. ὁ δὲ νέος τῶν τοιούτων κρείττων. μέσος γάρ ἐστι τοῦ παλαιοῦ τυροῦ καὶ τοῦ γάλακτος, καὶ διὰ τοῦτο καὶ εὐπεπτότερος τοῦ παλαιοῦ καὶ εὐχυμώτερος, καὶ μάλιστα ὁ μαλακὸς καὶ χαῦνος καὶ μὴ ἔχων ἰσχυρὰν ποιότητα ὑπερβάλλουσαν δέ τι μικρὸν τὴν γλυκύτητα, συμμέτρως τε μετέχων ἁλῶν. δεῖ δὲ τοῦτον σὺν μέλιτι προσφέρεσθαι διὰ τὸ τάχιον ἀναδοθῆναι, καὶ μάλιστα τοὺς ψυχροὺς τὴν κρᾶσιν.

ὁ δὲ παλαιότατος τυρὸς ὁ τὴν ὑγρότητα πάντη ἀποβαλών, ὡς εὔθρυπτος γενέσθαι διὰ στέρησιν τῆς συνεχούσης τὰ μέρη αὐτοῦ ὑγρότητος, κάκιστος. ὁ δὲ σπογγώδης τυρὸς καὶ ἠραιωμένος καὶ ἡδὺς τῶν ἄλλων, κρείττων καὶ μάλιστα ἐὰν καὶ νεαρώτερος ᾖ, οἵ τινές εἰσι τῶν ἀπὸ Παφλαγονίας μετακομιζομένων. ὁ μὲν οὖν νέος τυρὸς τὴν γαστέρα προτρέπει, ὁ δὲ παλαιὸς ἐπέχει ταύτην καὶ μάλιστα εἰ μετὰ τὸ ἑψηθῆναι ὕδατι· ὀπτηθῇ.

Περὶ ταῶνος

Ἡ τῶν ταῶν σὰρξ ἰνώδης καὶ περιττωματική ἐστι καὶ δύσπεπτος καὶ κακόχυμος.

λέγεται δὲ ὡς τὸ ἀπόζεμα αὐτῆς ἰδιότητί τινι πλευριτικοὺς ὀνίνησι, καὶ μάλιστα εἰ λιπῶδες εἴη. τὸ δὲ στέαρ αὐτῆς ἅμα χυλῷ πηγάνου καὶ μέλιτος λυσιτελεῖ τὰ μάλιστα πρὸς τὰς διὰ ψυχρὸν χυμὸν κωλικὰς διαθέσεις.

τὰ δὲ ὀστᾶ τούτου καυθέντα καὶ ὄξει λειοτριβηθέντα καὶ ἐπιχρισθέντα πρὸς λέπρας καὶ ἀλφοὺς ὀνίνησιν.

Wärme zusammenkommt. Man muss also vor allem derartigen Käse meiden, da er weder für die Verdauung, die Darmpassage, die Harnausscheidung, die Entleerung des Bauches noch für die Bildung guter Körpersäfte von Vorteil ist.

Weniger schädlich ist Käse, der weder alt noch sauer ist. Frischkäse ist der beste, denn er hält den Mittelweg zwischen gereiftem Käse und Milch. Deshalb ist er leichter verdaulich als alter Käse und bessersaftig, besonders wenn er weich ist, nicht langweilig, ohne starke Eigenschaften, aber mit einem leicht süßen und ausgewogen salzigen Geschmack. Man muss ihn mit Honig essen, damit er besser aufgenommen wird, besonders von Menschen mit kalter Körpersäfte-Mischung.

Der sehr alte Käse, der durch den Entzug des Wassers, das in seine Zusammensetzung eingegangen ist, bröckelig geworden ist, ist der schlimmste von allen. Käse, der noch schwammig und nicht sehr weich ist, ist den anderen überlegen, vor allem, wenn er erst kürzlich hergestellt wurde, wie etwa der, der aus Paphlagonia gebracht wird. Frischkäse regt den Bauch an, während alter ihn strafft, besonders wenn er nach dem Kochen in Wasser getrocknet wurde.

(136) Pfau

Das Fleisch der Pfauen ist faserig, schlackig, schwer verdaulich und schlechtsaftig.

Man sagt, dass seine Brühe eine besondere Wirkung hat, die an Seitenstichen Leidende unterstützt, besonders wenn der Pfau fett ist. Sein Fett, gemischt mit Weinrautensaft (s. 105) und Honig, ist nützlich gegen Koliken, besonders wenn sie durch kalten Körpersaft verursacht werden.

Seine Knochen, gebrannt, mit Essig zerrieben und aufgesalbt, nützten bei Hautausschlägen (*lepra*) und weißen Flecken auf der Haut.

Περὶ τρίγλης

Ἡ τρίγλα τῶν πελαγίων ἐστὶ ἰχθύων καὶ σκληροσάρκων. τρέφει τοιγαροῦν ὅταν πεφθῇ καλῶς τῶν ἄλλων ἰχθύων μᾶλλον. τὸ γὰρ σκληρότερον ἔδεσμα πλεῖον τρέφει τῶν ὑγροτέρων καὶ μαλακωτέρων καὶ μάλιστα ὅταν καὶ τὴν οὐσίαν οἰκείαν ἔχῃ τῷ τρεφομένῳ σώματι.

κρίνεται δὲ τοῦτο τῷ ἡδέως ἐσθίεσθαι. θαυμάζω δὲ τὸν Γαληνὸν θαυμάζοντα τοὺς τὰς μεγάλας τρίγλας ὠνουμένους, ὡς τῶν μικρῶν ἡδυτέραν ἐχουσῶν τὴν σάρκα καὶ εὐπεπτοτέραν. εὐπεπτότεραι μὲν γὰρ αἱ μικρότεραι ἀληθῶς, ἡδύτεραι δ' οὐδαμῶς.

φησὶ δὲ ὡς καὶ τὸ ἧπαρ τῆς μεγάλης τρίγλης διὰ θαύματος ἦν, καὶ τροφὴ περισπούδαστος τοῖς κατὰ τὸν αὐτοῦ καιρόν, νῦν δὲ οὐκ ἐσθίεται.

γίνονται δὲ ἄρισται τρίγλαι κατὰ τὴν καθαρὰν θάλατταν, ὥσπερ καὶ οἱ λοιποὶ πάντες ἰχθύες, οὐχ ἥκιστα δὲ καὶ διὰ τὰς τροφάς. αἱ γοῦν τὰς καρκινάδας ἐσθίουσαι καὶ δυσώδεις εἰσὶ καὶ ἀηδεῖς καὶ δύσπεπτοι καὶ κακόχυμοι. διαγινώσκονται δὲ πρὸ μὲν τῆς ἐδωδῆς διὰ τῆς ἀναπτύξεως τῆς κοιλίας, ἐν δὲ τῷ ἐσθίειν κατὰ τὴν πρώτην εὐθέως ὀδμὴν τε καὶ γεῦσιν. ἡ γὰρ καρκινὰς ζωίφιόν ἐστι σμικρότατον ἐοικυῖα καρκίνῳ ὑπόξανθος τὴν χροιάν.

λέγεται δὲ ὡς καὶ συνεχέστερον χρωμένη ἡ τρίγλα ἀργοὺς πρὸς συνουσίαν ποιεῖ.

ὅπως δὲ σκευαζομένη δηλητήριον γίνεται, παραλειπτέον διὰ τὸ μὴ κατὰ τύχην περιπεσεῖν τὸ παρὸν σύγγραμμα εἴς τινας τῶν τῆς θείας δίκης μὴ ἐπιστρεφομένων.

(137) Rotbarbe

Die Rotbarbe ist ein festfleischiger Meeresfisch. Aus diesem Grund ist er bei richtiger Verdauung nahrhafter als andere Fische. Eine trockenere Nahrung ist ja in der Regel nahrhafter als eine weiche, wässrige, vor allem, wenn ihre Konsistenz zu der des Körpers passt, der sich von ihr ernährt.

Sie wird als köstliches Gericht geschätzt. Ich bin überrascht, dass Galenos diejenigen guthieß, die große Rotbarben aßen, weil sie ein schmackhafteres Fleisch hätten und leichter zu verdauen seien als die kleinen. Es sind nämlich die kleineren in Wahrheit leichter zu verdauen, wenn auch keineswegs schmackhafter.

Man sagt, dass die Leber der großen Rotbarbe etwas Bemerkenswertes gewesen sei, weil sie ein vielgesuchtes Nahrungsmittel für die Zeitgenossen gewesen war; heute wird sie jedoch nicht gegessen.

Die besten Rotbarben sind diejenigen im reinen Meerwasser, wie es auch bei anderen Fischen der Fall ist, insbesondere wegen deren Ernährung: Diejenigen nämlich, die Krebslein (s. 106) fressen, haben einen schlechten Geruch, einen unangenehmen Geschmack, ein schwer verdauliches Fleisch und sind schlechtsaftig. Man erkennt sie entweder vor dem Verzehr, indem man ihre Bäuche öffnet, oder wenn man sie isst, an ihrem Geruch und Geschmack. Die Krabbe ist ein sehr kleines Tierchen, das dem Krebs ähnelt und gelblich in der Farbe ist.

Man sagt, dass ein fortwährender Gebrauch von Rotbarben den Geschlechtsverkehr träge macht.

Die Art und Weise, wie man Rotbarben zubereitet, um sie zu einem Gift zu machen, darf nicht verraten werden, damit die vorliegende Schrift nicht in die Hände gewisser Individuen fällt, die die Gaben des göttlichen Rechts zum Bösen wenden.

Περὶ ταρχοῦ

Τὸ ταρχὸν θερμόν ἐστι καὶ ξηρὸν κατὰ τὴν δευτέραν ἀπόστασιν. ὑπάρχει δὲ δύσπεπτον διὰ τὸ γεώδη φύσιν ἔχειν αὐτοῦ τὸ σῶμα· πρὸς ἣν ἀφορῶντές τινες ψυχρὸν ἔφησαν τοῦτο.

ἔστι δὲ καὶ φυσῶδες καὶ κακόχυμον, καὶ δεῖ μόνον τὰ τούτου φύλλα προσφέρεσθαι μετὰ ἡδυόσμου ἢ σελίνου. ἐμποιεῖ δὲ ἐρυγὰς καὶ ἐπιπολάζει τῷ στόματι τῆς γαστρός. πέφυκε γὰρ καὶ ἀντιφάρμακον πρὸς τὰς τῶν ἰοβόλων δήξεις μεταλαμβανόμενον. ἔστι δὲ καὶ κεφαλαλγικὸν καὶ νάρκην ἐργάζεται περὶ τὴν τῆς γεύσεως αἴσθησιν· καὶ διὰ τοῦτο προτρέπουσιν οἱ ἰατροὶ τοῖς δυσποτοῦσι πρὸ τῆς τοῦ καθαρσίου μεταλήψεως προσφέρεσθαι τοῦτο, ὥστε μὴ αἰσθάνεσθαι τῆς ἀηδίας τοῦ πόματος.

Περὶ τετραγγούρων

Τὰ λεγόμενα τετράγγουρα ψυχρά ἐστι καὶ ὑγρὰ κατὰ τὴν δευτέραν ἀπόστασιν ἐπιτεταμένην, τινὲς δὲ καὶ ἐν τῇ τρίτῃ ταῦτα τεθήκασιν. ἀπογεννῶσι δὲ φλέγμα γλίσχρον ἐν τῇ γαστρί, ὅπερ καὶ ὠμὸν ἀναδίδοται εἰς τὰς φλέβας, καὶ διὰ τοῦτο οἱ συνεχέστερον τούτοις χρώμενοι ἐπισυναγομένων αὐτοῖς διὰ χρόνου παχέων χυμῶν κειμένων ἐν ταῖς φλεψὶ καὶ ταῖς λοιπαῖς τοῦ σώματος κοιλότησιν ἁλίσκονται χρονίοις πυρετοῖς.

τὸ δὲ σπέρμα αὐτῶν διουρητικόν ἐστι, πλὴν οὐχ ὡς τῶν πεπόνων. φθείρονται δὲ τάχιστα ἐν τῇ γαστρί. κρείττονα δὲ ἐν τούτοις τὰ μικρὸν ἔχοντα τὸ σπέρμα. ὠφελοῦσι δὲ τοὺς θερμοὺς καὶ ξηροὺς στομάχους, καὶ ἐπὶ καυσωδῶν πυρετῶν μετὰ ὄξους προσφερόμενα πάνυ λυσιτελεῖ. ἴδιον δὲ αὐτῶν ἐστι τὸ καταπαύειν τὰς διὰ θερμότητα τῆς γαστρὸς ναυτίας.

δεῖ δὲ τὰ τούτων ἐνδότερα ἐσθίειν. τὰ γὰρ ἔξωθεν πάνυ δύσπεπτα καὶ κακόχυμα καὶ σχεδὸν δηλητηριώδη. ἔχουσι δὲ

(138) Estragon

Der Estragon ist warm und trocken im zweiten Grad. Er ist schlecht verdaulich aufgrund der erdigen Natur seines Körpers, was dazu geführt hat, dass er von manchen als kalt bezeichnet wurde.

Er ist blähend und schlechtsaftig; man darf nur seine Blätter zu sich nehmen, mit Minze (s. 40) oder Eppich (s. 123). Er bringt Aufstoßen hervor und bleibt am Mageneingang liegen. Er hat eine natürliche Gegenmittel-Wirkung gegen die Wunden von Giftpfeilen. Er verursacht aber Kopfschmerzen und Taubheit des Geschmackssinns. Aus diesem Grund raten Ärzte denen, die Schwierigkeiten beim Trinken haben, dazu, ihn vor der Einnahme eines Reinigungsmittels zu sich zu nehmen, damit sie die Unangenehmheit des Tranks nicht bemerken.

(139) *tetrangura* (s. auch 5 *agguria*, »Gurken«)

Die Gemüse namens *tetrangura* (wohl ein Kürbisgewächs) sind kalt und feucht im zweiten Grad; einige setzen sie sogar in den dritten Grad. Sie bringen im Magen einen zähen Schleim hervor, der noch roh in die Adern gelangt. Deshalb sammelt der kontinuierliche Gebrauch von ihnen mit der Zeit dicke Körpersäfte an, die in den Adern und anderen inneren Teilen des Körpers zu liegen kommen und zu chronischen Fiebern führen.

Der Samen ist harntreibend, aber weniger stark als der der Melone (s. 107). Sie verderben schnell im Magen. Am besten sind diejenigen, die einen kleinen Samen haben. Sie nützen bei warmen und trockenen Mägen; bei brennenden Fiebern mit Essig gegeben, sind sie nützlich, sie haben die besondere Eigenschaft, die Übelkeit durch die Erhitzung des Magens zu beenden.

Man darf nur ihren inneren Teil essen. Der äußere Teil ist unverdaulich, schlechtsaftig und fast giftig. Sie haben noch

καὶ ἑτέραν ἰδιότητα τὸ ἀναφέρειν τοὺς λειποθυμοῦντας δι' ὑπερβολὴν θερμότητος. εἰ δὲ ἐντύχωσι φλέγματι ἐν τῇ γαστρί, ναυτίας ποιοῦσι καὶ κωλικὰς διαθέσεις ἐργάζονται καὶ ὑποχονδριακὰ πάθη.

Ἀρχὴ τοῦ υ

Περὶ τῶν ὕδνων

Τὰ ὕδνα ψυχρά ἐστι κατὰ τὴν πρώτην ἀπόστασιν, ὑγρὰ δὲ κατὰ τὴν δευτέραν. ἀπογεννᾷ δὲ ὠμὸν χυμόν. ἔστι δὲ καὶ κακόχυμα. πολλοὶ δὲ ἐπὶ τῇ συνεχεῖ τούτων χρήσει κωλικαῖς διαθέσεσι καὶ ἐπιληψίαις καὶ ἀποπληξίαις περιπεπτώκασι.

δεῖ οὖν πρὸ τῆς ἑψήσεως ταῦτα ἀκριβῶς καθαίρειν καὶ ὕδατι ἐναποβρέχειν ἐφ' ἱκαναῖς ὥραις, εἶτα ἕψειν ὕδατι δι' ἅλατος καὶ ὀριγάνου καὶ πηγάνου, καὶ ἀρτύειν μετὰ τὴν ἕψησιν ἐλαίῳ καὶ θρύμβῳ καὶ πεπέρει καὶ γάρῳ.

μάλιστα δὲ ἡ συνεχὴς τούτων χρῆσις κωλικὰς ἐμποιεῖ νόσους καὶ ἀπεψίας. τὰ δὲ ξηρὰ ἔτι βλαβερώτερα καὶ δυσπεπτότερα.

Περὶ ὑδάτων

Αἱ καθόλου τῶν ὑδάτων διαφοραί εἰσι πέντε· ὄμβριόν τε καὶ πηγαῖον καὶ φρεάτιον καὶ ποτάμιον καὶ λιμναῖον.

τούτων τὸ μὲν ὄμβριον κουφότατον καὶ εὐμεταβλητότατον, πλὴν πρὸς πυρετοὺς καὶ χολέρας καὶ ἰκτέρους ἀνάρμοστον. τρέπεται γὰρ ῥᾳδίως καὶ ἐκχολοῦται. χρονίζον δὲ βραδύπορον γίνεται καὶ δυσδιαχώρητον. γεννᾷ δὲ κατάρρους μάλιστα εἰ ψυχρὸν πίνοιτο.

τὰ δὲ πηγαῖα, ὅσων αἱ πηγαὶ πρὸς ἄρκτον ἐρρώγασιν ἐκ πετρῶν λειβόμεναι τὸν ἥλιον ἀπεστραμμέναι, βραδύπορά

eine weitere Eigenschaft: Sie beleben diejenigen, die durch übermäßige Hitze mutlos geworden sind. Wenn sie in einen Magen voller Schleim gelangen, erzeugen sie Übelkeit, eine Neigung zu Koliken und hypochondrische Leiden.

Beginn des Ypsilon

(140) Trüffel (s. auch 6 Erdschwämme)

Die Trüffel sind kalt im ersten Grad und feucht im zweiten. Sie bringen einen rohen Körpersaft hervor. Viele Menschen, die sie regelmäßig einnehmen, sind in epileptische und apoplektische Koliken verfallen.

Man muss sie vor dem Kochen sorgfältig reinigen und für ausreichend viele Stunden in Wasser einweichen, dann in Wasser mit Salz, Oregano und Weinraute (s. 105) kochen und nach dem Kochen mit Öl, Bohnenkraut (s. 41), Pfeffer (s. 104) und Garum (s. 26) zubereiten.

Am meisten verursacht der kontinuierliche Verzehr von Trüffeln Unwohlsein mit Koliken und Appetitlosigkeit. Die Getrockneten sind noch schädlicher und schwerer verdaulich.

(141) Wasser

Die unterschiedlichen Arten von Wasser im Allgemeinen sind fünf: Regenwasser, Quellwasser, Brunnenwasser, Flusswasser und Sumpfwasser.

Von diesen ist Regenwasser am leichtesten und am einfachsten umzusetzen. Für die Behandlung von Fiebern, Darmruhr (*cholera*) und Gelbsucht ist es jedoch nicht geeignet; es verdirbt nämlich rasch und wird zu Galle. Es verursacht Flüsse (*katarrhous*), besonders wenn es kalt getrunken wird.

Quellwasser, dessen Quellen zum Norden fließen und ihr Wasser aus Felsen holen, die von der Sonne abgewandt sind,

εἶσι καὶ βραδέως θερμαίνεταί τε καὶ ψύχεται. ὅσων δ' ἐρρώγασιν αἱ πηγαὶ ἀπὸ τῆς θερινῆς ἀνατολῆς, ταῦτα ἄριστα· χείρω δ' ἁπάντων τὰ ἀπὸ τῆς χειμερινῆς δύσεως.

τὸ δὲ φρεάτιον ψυχρὸν γεῶδες καὶ δυσανάδοτον, καὶ διὰ τοῦτο τοῖς καυσουμένοις τὸν στόμαχον ἢ γαστέρα ἐπιτηδειότερον τοῦ πηγαίου.

ποτάμια δὲ ὕδατα καὶ λιμναῖα ἅπαντα κακὰ πλὴν τοῦ Νείλου. τοῦτο γὰρ ἄριστον. καὶ γὰρ πινόμενον ἡδὺ καὶ μέτριον ἐν τῇ κοιλίᾳ διατρίβει καὶ ἄδιψον, καὶ εἰ ψυχρὸν πίνοιτο ἀλυπότατον καὶ εἰς πέψιν καὶ ἀνάδοσιν χρήσιμον. τὸ δὲ τῶν ἄλλων ποταμῶν τὸ ὕδωρ δυσκατέργαστον καὶ διψῶδες καὶ μάλιστα ὅταν μοχθηρὰ χωρία διοδεύῃ. ἀμείνους δέ εἰσι τῶν ποταμῶν ὅσοι διὰ πηγῶν ἀεννάων ῥέουσι καὶ ὅσοι ἀμιγεῖς εἰσιν ἄλλοις ποταμοῖς.

τὸ δὲ λιμναῖον καὶ οἷον νενεκρωμένον διὰ τὴν στάσιν καὶ ἀκινησίαν κάκιστον, ὥστε οὐδέποτε, παρόντος ἑτέρου ὕδατος, δοτέον τοῦτο τοῖς ἀσθενοῦσιν. ὅσα δὲ τῶν ὑδάτων στύψιν ἢ ἁλυκότητα ἤ τινα ἄλλην παρεμφαίνει ποιότητα, ἢ δύσοσμά εἰσιν ἢ μοχθηρὰ ζωίφια τρέφει ἢ ἐν μετάλλοις γίνονται ἢ πλησίον θερμῶν ἅπαντα πονηρά.

καθόλου δὲ πᾶν ὕδωρ βραδύπορον δύσπεπτον φυσῶδες καὶ κατάρρων ποιητικὸν καὶ μάλιστα τὸ ψυχρόν, ταῖς δὲ θερμαῖς κράσεσι καὶ ἐπὶ καυσωδῶν πυρετῶν πάνυ ὠφέλιμον.

τὸ γοῦν κοῦφον ὕδωρ οὐ τῷ σταθμῷ δεῖ κρίνειν ἀλλὰ τῷ ταχέως θερμαίνεσθαι καὶ ψύχεσθαι καὶ καθαρώτατον καὶ εἰλικρινὲς εἶναι καὶ τῷ μὴ ἐμφαίνεσθαι ἐν τούτῳ ἐναντίαν ποιότητα.

τὰ δὲ ἐκ χιόνων ἢ παγετῶν ἀναλυθέντα ὕδατα κάκιστα. αἱ δὲ τῶν ὑδάτων ἐναλλαγαὶ βλάπτουσι, καὶ μάλιστα τῶν ποταμίων. ἐπὶ δὲ θερμῆς δυσκρασίας οὐκ ἄλλο τι ὀνήσιμόν ἐστιν ὡς τὸ ὕδωρ. δεῖ δὲ τὸ μὴ εἰλικρινὲς ὕδωρ προέψειν εἶτα ψυχθὲν πίνειν.

gehen langsam durch den Körper, wärmen wenig und erfrischen. Diejenigen, die beim Frühlings-Sonnenaufgang fließen, sind die besten, diejenigen, die beim Herbst-Sonnenuntergang fließen, die schlechtesten von allen.

Brunnenwasser ist kalt, erdig und geht nicht gut durch den Körper; daher ist Quellwasser günstiger für Menschen, die unter Magen- oder Darmbrennen leiden.

Fluss- und Sumpfgewässer sind allesamt schlecht, außer das Wasser des Nils; dies ist sehr gut. Wenn man es trinkt, ist es süß, bleibt gut im Bauch und macht nicht durstig; wenn man es kalt trinkt, ist es völlig schmerzlos und für die Verdauung und den Darmlauf nützlich. Das Wasser anderer Flüsse ist sehr schwer umsetzbar und macht durstig, vor allem, wenn es durch schlechte Gegenden geflossen ist. Besser sind die Wasser von Flüssen, die aus nie versiegenden Quellen stammen und nicht mit Wasser aus anderen Flüssen vermischt wurden.

Sumpfwasser ist wegen seiner Stagnation und Unbewegtheit so gut wie tot und sehr schlecht, sodass es niemals, wenn anderes Wasser verfügbar ist, Kranken gegeben werden soll. Alles Wasser, das herb, salzig oder übelriechend ist, das schädliche Tiere ernährt, aus Bergwerken kommt oder in der Nähe von warmen Orten liegt, ist schädlich.

Im Allgemeinen ist jedes Wasser, das langsam durch den Körper fließt, unverdaulich, blähend und Flüsse verursachend, aber für warme Körpersäfte-Mischungen und brennende Fieber sehr nützlich.

Die Leichtigkeit des Wassers sollte nicht mit der Waage beurteilt werden, sondern nach der Geschwindigkeit, mit der es erhitzt und abgekühlt wird, ob es sehr rein und klar ist und ob es keine dieser entgegengesetzten Eigenschaften hat.

Wasser aus geschmolzenem Schnee oder Eis ist sehr schlecht. Miteinander vermischte Wasser sind schädlich, besonders die aus Flüssen. Bei einer von Hitze verursachten schlechten Körpersäfte-Mischung ist nichts nützlicher als Wasser. Man muss aber Wasser, das nicht klar ist, vorher abkochen und dann gekühlt trinken.

Περὶ ὕσκας

Ὁ ἰχθὺς ὁ κοινῶς ὕσκα ὀνομαζόμενος φλεγματικὸν ἀπογεννᾷ χυμόν, οὐ κακόχυμος δέ ἐστι, διὰ τὸ ἡδέως σχεδὸν ἅπαντας τοῦτον προσφέρεσθαι ὡς οἰκειότητά τινα ἐχούσης τῆς σαρκὸς αὐτοῦ πρὸς τὴν ἡμετέραν φύσιν.

οἶμαι δὲ ὅτι διὰ τούτου μετείληπται τοὔνομα ἀπὸ τοῦ ὗς, ὃ σημαίνει τὸν χοῖρον, ὅτι τοιαύτην τροφὴν ἐμποιεῖ τῷ σώματι τῷ ἡμετέρῳ παρὰ τῷ τῶν ἰχθύων γένει, οἵαν τὸ χοίρειον κρέας παρὰ τοῖς χερσαίοις, οὐχ ὁμοίαν μέντοι ἀλλ' ἀνάλογον. δεῖ δὲ τοῦτον ἀρτύειν θερμοτάτοις ἀρτύμασι καὶ οἶνον ἐπιπίνειν λεπτότατον καὶ παλαιότατον.

Ὑδροσάτον

Τὸ ὑδροσάτον ψυχρόν ἐστι καὶ γαστρὸς ῥωστικόν, δι' ἣν ἔχει στύψιν ἐκ τοῦ ῥόδου.

ὠφελεῖ δὲ τοὺς τὴν κρᾶσιν θερμοὺς καὶ τὴν δίψαν καταπαύει, καὶ ἐπὶ τῶν πυρετῶν ἀντὶ οἴνου χρώμενον τὰ μέγιστα λυσιτελεῖ.

Ἀρχὴ τοῦ φ

Περὶ φοινίκων

Οἱ φοίνικες θερμοί εἰσι κατὰ τὴν δευτέραν ἀπόστασιν, ὑγροὶ δὲ κατὰ τὴν πρώτην. δύσπεπτοι δ' εἰσὶ καὶ κεφαλαλγεῖς πλείονες βρωθέντες. ἔνιοι δὲ καὶ δῆξιν τινὰ ἐμποιοῦσι τῷ στόματι τῆς κοιλίας, οἳ δὴ καὶ μᾶλλόν εἰσι κεφαλαλγεῖς. ὁ δὲ ἐξ αὐτῶν ἀναδιδόμενος εἰς τὸ στόμα χυλὸς παχύς ἐστιν. ἔχει δέ τι καὶ γλίσχρον, ὅταν ὁ φοίνιξ λιπαρὸς ᾖ. ὅταν δὲ τῷ πάχει καὶ γλίσχρῳ χυλῷ καὶ γλυκὺς μιχθῇ, τάχιστα μὲν ὑπ' αὐτοῦ τὸ ἧπαρ ἐμφράττεται.

(142) Schweinswal

Der Fisch, der gemeinhin *hyska* (Schweinswal) genannt wird, erzeugt einen schleimigen Saft, ist aber selbst nicht schlechtsaftig, da fast alle ihn wegen seines angenehmen Geschmacks bevorzugen, als hätte er eine gewisse Verwandtschaft mit uns.

Ich meine, dass er den Namen nach dem Wort *hys* erhalten hat, das »Schwein« bedeutet, von der Tatsache, dass sein Fleisch unter dem der Fische eine ebenso begehrte Nahrung für unseren Körper ist wie das Schweinefleisch (s. 152) unter dem der Landtiere, nicht ganz ähnlich, aber analog. Man muss ihn mit sehr heißen Gewürzen zubereiten und einen sehr leichten und sehr alten Wein dazu trinken.

(143) Rosenwasser

Das Rosenwasser ist kalt und stärkt den Darm, da es die Herbheit von der Rose (s. 118) hat.

Es nützt denen mit einer warmen Körpersäfte-Mischung, beendet den Durst und ist, wenn es bei Fieber statt Wein gebraucht wird, höchst nützlich.

Beginn des Phi

(144) Datteln

Die Datteln sind warm im zweiten Grad, feucht im ersten. Sie sind schwer verdaulich und bringen, wenn man viele isst, Kopfschmerzen hervor. Einige Arten verursachen einen scharfen Schmerz am Eingang des Magens und auch Kopfschmerzen. Der Saft aus ihnen ist, wenn man ihn in den Mund nimmt, dickflüssig. Er hat auch etwas Zähigkeit, wenn die Dattel fettig ist. Wenn mit ihm Schwere und Zähigkeit vermischt sind, erzeugt er schnell eine Verstopfung der Leber.

εἰ δὲ καὶ φλεγμαίνῃ ἢ ἐσκιρρωμένον ᾖ, βλάπτεται ἐσχάτως ὑπὸ τῆς ἐδωδῆς αὐτῶν. ἐφεξῆς δὲ τῷ ἥπατι καὶ ὁ σπλὴν ἐμφράττεται καὶ βλάπτεται.

πολὺ δὲ δὴ μάλιστα βλάπτουσιν οἱ χλωροὶ φοίνικες εἰς ἅπαντα. πρὸς δὲ καὶ φύσης ἐμπιπλῶσι τὴν γαστέρα, ὠμὸν δὲ χυμὸν καὶ ῥίγη δυσεκθέρμαντα ἀπογεννῶσι. πάντες οἱ φοίνικες τῶν οὔλων καὶ τῶν ὀδόντων εἰσὶ βλαπτικοί.

κρείττονες δὲ τῶν λοιπῶν οἱ στύψεώς τινος μετέχοντες καὶ σκληρότητος σὺν γλυκύτητι μετρίᾳ, καὶ μὴ πάνυ μελιτώδεις ὄντες. οἱ δὲ ἐν ταῖς ψυχραῖς χώραις γινόμενοι, χείριστοι διὰ τὸ μὴ πεπαίνεσθαι, οἳ καὶ ῥιγοπυρεκτικὰς ἐργάζονται βλάβας καὶ νόσους καὶ πλείονας τὰς ἐμφράξεις. κρείττονες δὲ τῶν ἐρυθρῶν οἱ κιρροί.

οἱ δὲ αὐστηροὶ φοίνικες θερμοί εἰσι κατὰ τὴν πρώτην ἀπόστασιν, ξηροὶ δὲ κατὰ τὴν δευτέραν. οὐ μικρὰ γὰρ διαφορὰ παρὰ τοῖς φοίνιξίν ἐστιν. οἱ μὲν γὰρ ξηροὶ καὶ στύφοντες, ὡς οἱ Αἰγύπτιοι, οἱ δὲ μαλακοὶ καὶ ὑγροὶ καὶ γλυκεῖς, ὡς οἱ ἐν Βάκτροις. μεταξὺ δὲ ἀμφοτέρων τῶν γενῶν οἱ λοιποί εἰσι φοίνικες.

τὸ δὲ ἐξ ἁπάντων γενόμενον αἷμα θολῶδές ἐστιν. ὁ δὲ Ῥοῦφος φησίν, ὡς ἡ συνεχὴς τούτων χρῆσις πληροῖ τὴν κύστιν. σὺν δὲ κώνων καρπῷ προσφερόμενοι λεαίνουσι τὸν φάρυγγα καὶ εὐεξίαν τοῦ σώματος ἐργάζονται, καὶ μάλιστα εἰ ψυχρά ἐστιν ἡ κρᾶσις.

δεῖ δὲ πάντη τούτων ἀπέχεσθαι τοὺς ἐμφράξεσι ῥᾳδίως ἁλισκομένους ἢ κυνάγχαις ἢ ὀφθαλμίαις ἢ ὀδονταλγίαις.

Περὶ φαβάτων

Οἱ κύαμοι οἱ μὲν ξηροὶ ψυχροί εἰσι κατὰ τὴν πρώτην ἀπόστασιν, οἱ δὲ χλωροὶ ψυχροὶ καὶ ὑγροί. ἐμποιοῦσι δὲ σάκρα οὐκ ἐσφιγμένην καὶ πυκνὴν ἀλλὰ χαύνην. φυσῶδες δὲ ἔδεσμά εἰσι καὶ αἴσθησιν παρέχουσι τοῖς προσέχουσι τάσεώς

Wenn jemand an Schleim und Verhärtungen leidet, wird ihm beim Verzehr von ihnen sehr geschadet. Außerdem wird er an der Leber und der Milz verstopft und ihm dort geschadet.

Viel mehr schaden grüne Datteln als alle anderen. Sie füllen den Magen mit Blähungen, bewirken rohe Säfte und einen Frost, der sich kaum aufwärmen lässt. Alle Datteln schaden dem Zahnfleisch und den Zähnen.

Besser als die übrigen sind diejenigen, die an einer gewissen Herbheit und an einer Trockenheit mit mäßiger Süße teilhaben und nicht ganz honigartig sind. Diejenigen, die aus kalten Gegenden kommen, sind die schlechtesten, denn sie erreichen die Reife nicht, verursachen fiebrige Anfälle mit Schüttelfrost, Krankheiten und zahlreiche Einschränkungen. Die gelben Datteln sind besser als die roten.

Die herben Datteln sind warm im ersten Grad und trocken im zweiten Grad. Es gibt keinen geringen Unterschied zwischen den verschiedenen Dattelsorten. Einige sind trocken und herb, etwa die ägyptischen, andere sind weich, feucht und süß, etwa die baktrischen. Die anderen Sorten stehen zwischen diesen beiden einander entgegengesetzten Sorten.

Das Blut, das aus allen gebildet wird, ist schlammig. Rufus sagt, dass der ständige Gebrauch von Datteln der Blase schadet. Mit Pinienkernen (s. 53) gegessen, machen sie die Kehle weich und geben eine gute Körperverfassung, besonders wenn die Körpersäfte-Mischung kalt ist.

Diejenigen, die leicht von Verstopfungen oder von Halsbräune (Diphtherie), Augen- oder Zahnschmerzen geplagt werden, müssen sich ihrer ganz enthalten.

(145) Saubohnen (Puffbohnen; s. auch 147 Bohnen)

Die trockenen Saubohnen sind kalt im ersten Grad, die grünen (frischen) kalt und feucht. Sie bewirken ein nicht festes und straffes, sondern lockeres Fleisch. Sie sind blähend und geben denen, die sie essen, den Eindruck einer gewissen Spannung

τινος ὑπὸ πνεύματος καθ' ὅλον τὸ σῶμα καὶ μάλιστα ὅταν ἀήθης τις τούτων μεταλάβῃ. ἑψόμενοι δὲ μετὰ τὸ ἐκλεπισθῆναι τὸ πλεῖστον φυσῶδες ἀποτίθενται. ἔχουσι δέ τι καὶ ῥυπτικόν. τὸ γὰρ ἄλευρον αὐτῶν τὸν ῥύπον ἀποσμήχει. καὶ διὰ ταύτην τὴν δύναμιν οὐδὲ τῇ γαστρὶ ἐμβραδύνουσι καθάπερ τὰ παχύχυμα καὶ γλίσχρα. χλωροὶ δὲ ἐσθιόμενοι τὸ κοινὸν ἁπάντων ἔχουσι τῶν καρπῶν, ὅσους πρὸ τοῦ τελειωθῆναι προσφερόμεθα τροφὴν ὑγροτέραν διδόντες τῷ σώματι, οὐ κατὰ τὰ ἔντερα μόνον ἀλλὰ καὶ καθ' ὅλην τὴν ἕξιν.

οὐ μοχθηρὸν δέ ἐστι τὸ ἐξ αὐτῶν αἷμα κατὰ Γαληνόν, ἀλλ' οὐδ' ἐμφρακτικοί εἰσι. τῶν δὲ λοιπῶν ὀσπρίων τὰ ἄνω μᾶλλον τῆς γαστρὸς μέρη ἐμπνευματούντων, οὗτοι μᾶλλον τὰ κάτω. καρηβαρικοί τέ εἰσι καὶ κόπου συναίσθησιν περὶ τὸ σῶμα ἐργάζονται. τὸ δὲ τούτων ἀπόζεμα λεαίνει τὸν θώρακα, σὺν ὄξει μεταλαμβανόμενον τὴν γαστέρα ἐπέχει.

οἱ δὲ νεώτεροι κακοχύμους τούτους ἐδόξασαν, στοχασάμενοι τοῦτο ἐκ τοῦ ἀπογεννᾶσθαι ἐν αὐτοῖς ζωύφια, ἀεὶ γινομένων τῶν τοιούτων ἐκ σήψεως καὶ ἐκ κοπρίας καὶ ῥυπώδων ὑγροτήτων. διισχυρίζονται δὲ οἱ τῆς δόξης ταύτης προϊστάμενοι, ὡς οὐ μόνον μεταλαμβανόμενοι θολοῦσι τὸν λογισμὸν οἱ κύαμοι ἀλλὰ καὶ τὴν διάνοιαν ἀμβλύνουσι τῶν ἀναστρεφομένων διηνεκῶς, ἐν ᾧ τόπῳ πλῆθός ἐστι τῶν φερόντων τούτους φυτῶν, ὡς ἀτμῶν μοχθηρῶν καὶ σχεδὸν λοιμωδῶν ἀναδιδομένων ἐξ αὐτῶν καὶ μολυνόντων τὸν πέριξ ἀέρα, ὃς διηνεκῶς εἰσπνεόμενος μετατρέπει τὴν τοῦ ἐγκεφάλου κρᾶσιν, ἧς μετατρεπομένης καὶ αἱ λογικαὶ δυνάμεις ἀμβλύνονται. λέγουσι δὲ καὶ ὡς διὰ τὸ κακόχυμον ὀνείρους ταραχώδεις ἐργάζονται καὶ οὐκ ἀληθεῖς, καὶ ὡς διὰ τὰς τοιαύτας αἰτίας οἱ Πυθαγόρειοι τούτων ἀπείχοντο, εἰ καὶ διαφόρους ἀπέδωσαν αἰτίας τῆς ἀποχῆς αὐτῶν, περὶ ὧν ἄρτι διεξιέναι οὐ καιρός.

λέγεται δὲ ὡς καὶ τὸ τούτων ἀπόζεμα λεαίνει τὸν θώρακα καὶ τὴν τῶν λίθων κωλύει γένεσιν ἔν τε τοῖς νεφροῖς καὶ

durch Luft im ganzen Körper, insbesondere wenn sie jemand zu sich nimmt, der sie nicht gewohnt ist. Gekocht verlieren sie nach dem Schälen die meiste Blähkraft. Sie haben auch eine reinigende Wirkung. Ihr Mehl reibt Schmutz ab. Wegen dieser Kraft beschweren sie den Magen nicht so wie dicksaftige und zähe Substanzen. Grün gegessen, haben sie die gleiche Wirkung wie alle Früchte. Die Saubohnen, die gegessen werden, bevor sie voll ausgereift sind, versorgen den Körper mit mehr wässriger Nahrung, nicht nur für den Darm, sondern für die gesamte Konstitution.

Nicht schlecht ist das Blut, das sie bilden, laut Galenos, aber sie sind auch nicht verstopfend. Während andere Gemüsesorten durch ihre Winde den oberen Teil des Bauches aufblähen, dehnen Saubohnen eher den unteren Teil aus. Sie machen den Kopf schwer und verursachen ein Gefühl der körperlichen Abgeschlagenheit. Ihre Abkochung ist wohltuend für den Oberkörper und strafft, mit Essig eingenommen, den Darm.

Die neueren Autoren hielten sie für schlechtsaftig, wofür sie darauf verweisen, dass die Tierchen, die jeweils in ihnen geboren werden, immer aus verfaulten Produkten, Dung und feuchtem Abfall stammen. Sie bestätigen ihre Angaben, indem sie anmerken, dass nicht nur der Verzehr von Saubohnen die Arbeit des Verstandes beeinträchtigt, sondern dass die Intelligenz derjenigen, die ständig mit Saubohnen an den Orten hantieren, an denen sie in großen Mengen wachsen, vermindert ist, als ob sie eine verdorbene und fast pestartige Ausdünstung abgeben würden, welche die umgebende Luft infiziert und, wenn sie ununterbrochen eingeatmet wird, den Zustand des Gehirns stört und, nachdem sie es aufgewühlt hat, die intellektuellen Fähigkeiten abstumpft. Sie behaupten auch, dass Bohnen aufgrund ihrer Schlechtsaftigkeit unangenehme, aufgewühlte Träume hervorrufen und dass die Pythagoreer sich deshalb ihrer enthielten, wenn sie auch verschiedene Gründe für diese Enthaltung nannten, die hier zu erörtern nicht die Zeit ist.

Man sagt, dass eine Abkochung aus ihnen den Oberkörper beruhigt und die Bildung von Steinen in den Nieren und der

τῇ κύστει, καὶ ὡς ἰδιότητί τινι κωλύουσι τὰ ἀπὸ τῆς κεφαλῆς ἐπὶ τὸ στῆθος κατερχόμενα ῥεύματα καὶ βῆχας σφοδροὺς ἐμποιοῦντα.

ὁ δὲ Γαληνὸς καὶ ὑγείας τούτους φησὶ φυλακτικοὺς εἶναι ὡς μήτε κακοχύμους μήτε ἐμφρακτικούς. φασὶ δὲ καὶ ὡς ἑψόμενοι καὶ χοιρείῳ στέατι μιγνύμενοι καὶ ποδαγρικοῖς ἐπιπλασσόμενοι ὠφελοῦσιν ἱκανῶς.

Περὶ φακῶν

Οἱ φακοὶ ψυχροί εἰσι κατὰ τὴν πρώτην ἀπόστασιν, ξηροὶ δὲ κατὰ τὴν δευτέραν. παχύχυμοί τέ εἰσι καὶ αὐστηρᾶς μετέχοντες ποιότητος. εἰ γοῦν τις ἑψήσας αὐτοὺς ἐν ὕδατι προσενέγκηται τὸ ὕδωρ σὺν ἐλαίῳ καὶ γάρῳ ἢ ἁλσί, διαχωρητικὸν γίνεται τὸ πόμα. δὶς δὲ ἑψόμενοι ξηραίνουσι τὰ κατὰ γαστέρα ῥεύματα καὶ τόνον ἐντιθέασι τῷ τε στομάχῳ καὶ τοῖς ἐντέροις καὶ πάσῃ τῇ γαστρί. διὰ τοῦτο οὖν ἐπιτήδειόν ἐστι ἔδεσμα κοιλιακοῖς καὶ δυσεντερικοῖς.

ἡ δὲ ἀφῃρημένη τὸ λέμμα φακῆ τὸ μὲν ἰσχυρὸν τῆς στύψεως ἀπόλλυσι, τροφιμωτέρα δὲ γίνεται τῆς ἀπτίστου, βραδυπόρος οὖσα καὶ παχύχυμος, οὐ μὴν ξηραντικὴ τῶν κατὰ γαστέρα ῥευμάτων, ὥσπερ ἄπτιστος.

οἱ γοῦν πλεονάζοντες ἐν τούτῳ τῷ ἐδέσματι τούς τε καλουμένους ἐλέφαντας ἴσχουσι καὶ καρκίνους καὶ σκίρρους καὶ νεύρων ἀλγήματα καὶ τὰ μελαγχολικὰ δηλονότι πάθη. ἐπιτήδειον δέ ἐστι τὸ παχὺ καὶ ξηρὸν αἷμα μελαγχολικὸς γίνεσθαι χυμός.

οἷς οὖν ὑδατώδης τίς ἐστι ἐν ταῖς σαρξὶ καχεξία, τούτοις μόνον ὠφέλιμον ἔδεσμα φακῆ, καθάπερ τοῖς ξηροῖς καὶ αὐχμώδεσι βλαβερώτατον. ὡσαύτως δὲ καὶ τὴν ὄψιν ἀμβλύνει μὲν τὴν ὑγιεινῶς διακειμένην ὑπερξηραίνουσα, τὴν δὲ ἐναντίως ἔχουσαν ὀνίνησιν.

Blase verhindert und dass dies durch eine bestimme Eigenschaft den Flüssen vom Kopf in die Brust entgegenwirkt, die sonst heftigen Husten erzeugen.

Galenos sagt auch, dass Saubohnen die Gesundheit erhalten, weil sie weder schlechtsaftig noch verstopfend sind. Er sagt auch, dass sie, gekocht und mit Schweinefett gemischt, als Pflaster den an Fußgicht Leidenden nützen.

(146) Linsen

Die Linsen sind kalt im ersten Grad und trocken im zweiten. Sie sind dicksaftig und haben Anteil an einer herben Eigenschaft. Wenn man sie kocht, wird das Wasser mit dem Zusatz von Garum (s. 26) und Salz (s. 13) zu einem abführenden Getränk. Zweimal gekocht hingegen trocknen Linsen den Bauchfluss aus, bringen dem Magen, den Eingeweiden und dem ganzen Bauch Spannung. Deshalb sind sie ein geeignetes Nahrungsmittel für Menschen, die an Unterleibskrankheiten und Dysenterie (Ruhr) leiden.

Die geschälte Linse verliert die Kraft der Herbheit, ist aber nährstoffreicher als die, die ihre Schale nicht verloren hat. Sie passieren den Darm langsam und bilden einen dicken Schleim, der die Darmströme nicht mehr austrocknet, wie es die ungeschälte Linse tut.

Diejenigen, die dieses Nahrungsmittel übermäßig nutzen, werden die sogenannten Elefanten (Elephantiasis; Lymphödem), Karzinome, Verhärtungen, Neuralgien und schwarzgallige (melancholische) Leiden erhalten. Das dicke und trockene Blut neigt dazu, schwarzgalliger Saft zu werden.

Für diejenigen, die im Fleisch eine gewisse feuchte und schlechte Konstitution haben, ist der Verzehr von Linsen nützlich, wie umgekehrt für die trockenen und überhitzten sehr schädlich. Auf die gleiche Weise verdunkelt sie durch ihre übermäßige Trockenheit die Sehkraft, die bei Gesunden besteht, nützt aber denen, bei denen dies entgegensetzt ist.

οὐκ ἐπιτήδειος δέ ἐστιν εἰς τὰς ἐμμήνους καθάρσεις, παχὺ καὶ δύσρουν ἐργαζομένη τὸ αἷμα. πρὸς δὲ τούτοις ἐκκόπτει τὴν τῶν ἀφροδισίων ὄρεξιν, ξηραίνουσα τὴν γονήν, καὶ διὰ τοῦτο τοῖς σωφρονεῖν βουλομένοις λυσιτελεῖ περὶ τούτου τὰ μέγιστα. ἔστι δὲ καὶ δυσόνειρος διὰ τοὺς ἐξ αὐτῆς ἀναδιδομένους μελαγχολικοὺς ἀτμούς.

σὺν δὲ ἡδυόσμῳ ἑψημένη τὸ πλεῖστον φυσῶδες ἀποβάλλει. τινὲς δὲ καὶ σεῦτλον τούτου χάριν ἐμβάλλουσιν αὐτῇ ἐν τῷ καιρῷ τῆς ἑψήσεως.

ἡ δὲ ἑψηθεῖσα φακῆ καλῶς λεανθεῖσα τραύματι ἐξ ἀκοντίου ἢ βέλους ἐπιγινομένῳ ἐκκόπτει σφοδρῶς τὴν ῥύσιν τοῦ αἵματος.

τὸ δὲ τῆς μικρᾶς φακῆς ἀπόζεμα λέγεται μεταλαμβανόμενον λύειν δυστοκίαν, καὶ ὡς τοῖς ὠσὶ τοῖς πῦον ῥέουσιν ἐπισταζόμενον ὀνίνησιν.

Περὶ φασούλων

Οἱ φάσουλοι θερμοί εἰσι καὶ ὑγροὶ κατὰ τὴν πρώτην ἀπόστασιν. οἱ δὲ ἐρυθρότεροι τούτων καὶ θερμότεροι. καὶ δήλη ἡ ἐν τούτοις ὑγρότης διὰ τοῦ εὐσήπτου αὐτῶν. χυμὸν δὲ ἀπογεννῶσι παχὺν καὶ φλεγματικόν. μέσοι δέ εἰσιν, ὥς φησι Γαληνός, τῶν εὐπέπτων καὶ δυσπέπτων, βραδυπόρων καὶ ταχυπόρων, ἀφύσων καὶ φυσωδῶν, ὀλιγοτρόφων καὶ πολυτρόφων.

πρὸ δὲ τῆς ἄλλης τροφῆς σὺν γάρῳ λαμβανόμενοι προτρέπουσι τὴν γαστέρα, μετὰ δὲ νάπυος προσφερόμενοι τὸ πλεῖστον τῆς βλάβης ἀποτίθενται.

οἱ μέντοι λευκοὶ φάσουλοι παχυμερέστεροι καὶ δυσπεπτότεροι καὶ ὑγρότεροι τῶν ἐρυθρῶν. ἰδιότητι δέ τινι ταραχώδεις ὀνείρους ἐμποιοῦσι καὶ πρὸς εὐεξίαν σώματος

Nicht geeignet ist die Linse für die Ausscheidung der Menstruation, da sie dickes, schlecht abfließendes Blut hervorbringt. Andererseits hält sie das sexuelle Verlangen an, indem sie das Sperma austrocknet; sie ist deshalb besonders nützlich für diejenigen, die keusch leben wollen. Sie gibt schlechte Träume wegen der schwarzgalligen (melancholischen) Dämpfe, die sie abgibt.

Mit Minze (s. 40) gekocht, verliert sie den Großteil ihrer blähenden Kraft. Um das gleiche Ergebnis zu erzielen, fügen manche Leute während des Kochens Mangold (s. 124) hinzu.

Linsen, die gekocht und gut zerkleinert worden sind und auf eine Wunde von einem Speer oder Pfeil aufgetragen werden, halten die Blutung an.

Die Abkochung von kleinen Linsen, die als Getränk eingenommen wird, erleichtert, so sagt man, eine schwere Geburt und nützt eingeträufelt denjenigen, die Eiter aus den Ohren sickern haben.

(147) Bohnen (s. auch 145 Saubohnen)

Die Bohnen sind warm und feucht im ersten Grad. Die röteren von ihnen sind wärmer. Ihre Feuchtigkeit ist offensichtlich, da sie leicht verderben. Sie bringen einen dicken und schleimigen Saft hervor. Sie sind, wie Galenos sagt, ein Mittelding zwischen den verdauungsfördernden und den unverdaulichen Substanzen, zwischen denen, die den Darm langsam und denen, die ihn schnell passieren, zwischen denen, die blähen und denen, die nicht blähen, sowie zwischen denen, die nicht sehr nahrhaft sind und denen, die sehr nahrhaft sind.

Vor anderen Speisen mit Garum (s. 26) gegessen, regen sie den Darm an, mit Senf (s. 130) gegessen, verlieren sie hingegen den größten Teil ihrer schädlichen Wirkung.

Die weißen Bohnen sind von dickerer Konsistenz, schwieriger zu verdauen und feuchter als die roten. Sie sind mit einer bestimmten Eigenschaft ausgestattet, die beunruhigende

λυσιτελοῦσι καὶ οὖρα προτρέπουσι. τὸ δὲ τούτων ἀπόζεμα πάνυ προτρέπει τὰ καταμήνια.

Περὶ φασιανῶν

Οἱ φασιανοὶ εὔπεπτοί εἰσι καὶ εὔχυμοι καὶ χρηστοῦ αἵματος γεννητικοί. καὶ ἁπλῶς εἰπεῖν, ὁμοία κατά τε πέψιν καὶ τροφὴν ἡ τούτων σὰρξ ὑπάρχει ταῖς τῶν ἀλεκτορίδων. αὗται γὰρ παραπλήσιαι ταύταις πεφύκασιν.

Περὶ φάγρων

Οἱ φάγροι δύσπεπτοί εἰσι καὶ φλέγματος γεννητικοί. δυσκατεργαστότεροι δὲ τούτων οἱ μείζονες. διὸ προσφέρεσθαι δεῖ τοὺς δὲ ἥττονας τὴν ἡλικίαν καὶ τὸ μέγεθος· τῶν γὰρ μειζόνων εἰσὶν εὐπεπτότεροι.

Περὶ φιλομήλης

Ἡ φιλομήλα τῶν σκληροσάρκων ἐστὶν ἰχθύων. διὸ καὶ δύσπεπτος καὶ δυσκατέργαστος καὶ περιττωματικὴν ἔχει τὴν σάρκα. πεφθεῖσα δὲ τρέφει ἱκανῶς.

ξένην δὲ ἰδιότητα ἔχειν τὸν ἰχθὺν τοῦτον ὁ Πρόκλος τὴν Χαλδαϊκὴν φιλοσοφίαν ἐξηγούμενος αἰνιγματωδῶς φησιν· εἰ δὲ ἀληθῶς, οὐκ οἶδα, καὶ διὰ τὸ δύσπιστον παρεῖται.

Träume verursacht. Sie sind nützlich für die gute Konstitution des Körpers und bringen Urin hervor. Ihre Abkochung regt den Menstruationsfluss stark an.

(148) Fasane

Die Fasane sind gut verdaulich, gutsaftig und bringen brauchbares Blut hervor. Kurz gesagt: Ihr Fleisch hat die gleichen Vorteile für die Verdauung und den gleichen Nährwert wie das von Hühnern (s. 101), da sie von ähnlicher Natur sind.

(149) Meerbrasse

Die Meerbrassen sind schwer verdaulich und bringen Schleim hervor. Die größten sind am schwersten umsetzbar, daher sollten die jüngsten und kleinsten vorgezogen werden; sie sind nämlich bekömmlicher als die größeren.

(150) Knurrhahn (Fisch)

Der Knurrhahn (»Nachtigall«) gehört zu den festfleischigen Fischen. Deshalb ist er schwer verdaulich und schwer umsetzbar; sein Fleisch liefert Schlacken. Wenn er gekocht wird, bietet er ausreichend Nahrung.

Dass dieser Fisch eine seltsame natürliche Eigenschaft hat, sagt Proklos in seiner *Darstellung der chaldäischen Philosophie* auf verrätselte Weise (die Passage ist nicht erhalten). Ob das wahr ist, weiß ich nicht, und soll wegen der Unglaublichkeit beiseite gelassen werden.

Φουκᾶς

Ὁ λεγόμενος φουκᾶς ἁπλῶς μὲν κατασκευαζόμενος ψυχρός ἐστι καὶ ὑγρός, σὺν δὲ ἀρτύμασι θερμὸς γίνεται καὶ ξηρός.

καὶ οἱ μὲν ἀρχαῖοι σχεδὸν πάντες κακόχυμον τοῦτον δοξάζουσι καὶ νεύρων βλαπτικὸν καὶ πνευμάτων καὶ φυσῶν γεννητικὸν καὶ κεφαλαλγικὸν καὶ πρὸς τὴν ἱερὰν νόσον ὠφέλιμον, πρὸς δὲ καὶ τῆς ἀπὸ τοῦ οἴνου κραιπάλης καταπαυστικὸν καὶ τῆς τοῦ αἵματος δριμύτητος. καὶ ὡς δεῖ τούτου ἀπέχεσθαι διὰ τὸ εὔσηπτον εἶναι τὸν ἐξ αὐτοῦ γεννώμενον χυμὸν καὶ ἣν ἐμποιεῖ βλάβην τοῖς νεύροις. φασὶ γὰρ ὡς καὶ τὰ ἐλεφάντινα ὀστᾶ πρὸς καιρὸν τούτῳ ἐμμείναντα μαλάσσεται δίκην κηροῦ.

τινὲς δὲ τῶν νεωτέρων τοὺς τῶν ἀρχαίων λόγους παραιτησάμενοι ὠφέλιμον τοῦτον ἐν πολλοῖς ἀπεφήναντο, καὶ ὑγείας περιποιητικόν. τὸ δὲ ἀληθές, ὠφελεῖ μὲν τοὺς θερμοτέρας ἔχοντας τὰς κράσεις καὶ μάλιστα τὴν κοιλίαν, καὶ τοὺς δι' ὑπερβολὴν θερμότητος τῇ δίψῃ ἐκκαιομένους, καὶ μάλιστα ὅτε ἁπλοῦς εἴη. καταπαύει γὰρ τὴν δίψαν καὶ ὄρεξιν τῆς τροφῆς διεγείρει, καὶ τὴν γαστέρα προτρέπει, πολλάκις δὲ καὶ τὰ οὖρα. ἐπὶ δὲ τῶν ὑγροστομάχων καὶ τῶν ψυχρὰς ἐχόντων τὰς κράσεις πάνυ βλαπτικός.

Ἀρχὴ τοῦ χ

Περὶ τοῦ χοιρείου κρέατος

Τὸ χοίρειον κρέας εὔχυμόν ἐστι καὶ εὔπεπτον, ὅτε ἐνιαύσιον ᾖ, διὰ τὴν πρὸς τὸ ἀνθρώπινον σῶμα ὁμοιότητα. διὰ γὰρ ἀνάγκην λοιμοῦ τινες ἀνθρωπίνων σαρκῶν ἀπογευσάμενοι διηγήσαντο, ὡς παρόμοιον ταύταις κατὰ τὴν γεῦσιν τὸ χοίρειον κρέας.

(151) Bier

Das Getränk namens *phoukas* (Bier) ist, wenn es einfach zubereitet wird, kalt und feucht, wenn es mit Gewürzen gemischt wird, warm und trocken.

Fast alle alten Autoren glaubten, dass es schlechtsaftig ist, den Nerven schadet, Darmwinde und Blähungen hervorbringt, Kopfschmerzen verursacht, für die Heilige Krankheit (Epilepsie) nützt, das Zittern durch den Wein zerstreut und den Blutfluss vermindert; (sie sagten auch,) es sei notwendig, auf es zu verzichten, weil der aus ihm entstehende Saft so leicht verdirbt und einen Schaden für die Nerven bringt. Man sagt nämlich, dass Elfenbein, das eine Zeitlang in ihm bleibt, weich wie Wachs wird.

Manche der neueren Autoren lehnen die Worte der alten ab und erklären, dass es in vielem nützlich und ein wirksames Mittel für die Gesundheit ist. Die Wahrheit ist, dass es denen mit warmen Körpersäfte-Mischungen nützt, insbesondere in der Bauchhöhle, ebenso denen, die wegen übermäßiger Hitze von Durst verbrannt werden, besonders wenn es einfach zubereitet ist. Es beendet den Durst, regt den Appetit auf Speisen an, regt den Darm an, oft auch das Urinieren. Für die mit feuchtem Magen hingegen und einer kalten Körpersäfte-Mischung ist es sehr schädlich.

Beginn des Chi

(152) Schweinefleisch

Das Schweinefleisch ist gutsaftig und gut verdaulich, wenn es von einem einjährigen Tier stammt, denn es hat viel Ähnlichkeit mit dem Fleisch des menschlichen Körpers. Tatsächlich haben diejenigen, die durch eine Hungersnot gezwungen waren, Menschenfleisch zu kosten, berichtet, dass dieses im Geschmack dem von Schweinefleisch ähnelt.

ἔστι δὲ πάντων τῶν ἐδεσμάτων τροφιμώτερον. ἐπαποροῦσι δέ τινες πῶς τοῦτο συμμετρότερον τῶν λοιπῶν κρεῶν λέγομεν, ὁρῶντες τὸ ζῷον ἰλύι καὶ κόπρῳ τρεφόμενον. καὶ ταύτην τινὲς τὴν ἀπορίαν ἐπελύσαντο λέγοντες ὡς εἰ μὴ πάνυ εὔκρατον ἦν τὸ χοίρειον κρέας, οὐκ ἂν τὰς μοχθηρὰς τροφὰς πρὸς τὴν χρηστὴν σάρκα μετέβαλλεν. ὥσπερ γὰρ ἐπὶ τῶν ἀνθρώπων οἱ τὸ σῶμα εὔκρατον ἔχοντες οὐ βλάπτονται κατὰ πολὺ ὑπὸ τῶν κακοχύμων τροφῶν, μεταβαλλούσης ταύτας τῆς φύσεως εἰς εὐχυμίαν, οὕτω καὶ ἐπὶ τῶν χοίρων.

αἱ γοῦν ὑγραὶ κοιλίαι οὐ καλῶς τὸ χοίρειον πέττουσι κρέας, ἀλλ' ἐμφράξεις ἐπὶ τῶν τοιούτων καὶ περιττωματικὴν ὑγρότητα καὶ γλίσχρον χυμὸν ἀπογεννῶσιν. εἰ δέ γε καλῶς πεφθείη, χρηστὴν καὶ εὔχυμον ἐμποιεῖ τροφήν, καὶ μάλιστα εἰ δι' ἰσχάδων τρέφεται ὁ χοῖρος. πάνυ γάρ, ὥς φασιν, ἡδύτατος καὶ εὔχυμος γίνεται. ὁ δὲ τούτων πνεύμων ἐπιπλασσόμενος τοῖς διὰ θλῖψιν τοῦ ὑποδήματος ἐπιγενομένοις ἕλκεσι τοῖς ποσὶ πάνυ ὀνίνησι.

τὸ δὲ τούτου ἧπαρ σὺν οἴνῳ μεταλαμβανόμενον πρὸς τὰ τῶν ἰοβόλων δήγματα λυσιτελεῖ. ὁ δὲ τούτου ἀστράγαλος καυθεὶς διαφορητικός ἐστι τῶν ἐν τῇ γαστρὶ πνευματώσεων καὶ λύει τὴν κεφαλαλγίαν. οἱ δὲ τούτου πόδες χρηστή ἐστι τροφὴ καὶ εὔχυμος καὶ εὔπεπτος καὶ ὠφέλιμος τοῖς ἐκ νόσου ἀνακομιζομένοις. ἡ δὲ τούτου χολὴ ἐπιτιθεμένη μετὰ τὸ ξηρανθῆναι αἱμόρρυσιν ἰᾶται. καὶ τὸ στέαρ αὐτοῦ σὺν κυμίνῳ τετριμμένον καὶ ὕδατι πεφυραμένον τοῖς ποδαγρικοῖς ἐπιτιθέμενον ὀνίσησι. λέγεται δὲ ὡς τὸ ὀστοῦν αὐτοῦ τοῖς ὑπὸ τεταρταίου ὀχλουμένοις ἐπαρτώμενον ῥαΐζει τὴν νόσον.

οἱ δὲ δέλφακες, καὶ λακτεντόπουλα ὀνομαζόμενα, ὑγροί εἰσι καὶ περιττωματικοί, καὶ οὐχ οὕτως εὔχυμοι, διὸ οὐδὲ καταχρῆσθαι τούτοις δεῖ, ὥσπερ οὐδὲ τοῖς παλαιοῖς τῶν χοίρων. τῶν δὲ ἀγρίων χοίρων ἡ σὰρξ καὶ αὐτὴ εὔχυμος, ὑπερέχει δὲ τῆς τῶν ἡμέρων τῷ μὴ περιττωματικὴν εἶναι

Es ist das nahrhafteste aller Lebensmittel. Manche Menschen zweifeln jedoch, warum wir es besser angepasst als andere Fleischsorten nennen, weil sie sehen, dass das Tier sich von Mist und Dung ernährt. Dieser Zweifel wird durch die Beobachtung zerstreut, dass, wenn das Fleisch des Schweins nicht von guter Beschaffenheit wäre, es nicht in der Lage wäre, schlechte Nahrung in Fleisch von nützlicher Qualität umzuwandeln. So nämlich ist es bei den Menschen der Fall, dass diejenigen, deren Körper eine gute Körpersäfte-Mischung hat, nicht von schlechtsaftiger Nahrung beeinträchtigt werden, da die Natur sie in guten Saft umwandelt. So ist das auch bei Schweinen.

Menschen mit einem feuchtem Bauch können Schweinefleisch nicht gut verdauen; vielmehr führt es schnell zu Verstopfungen, schlackiger Flüssigkeit und zähen Säften. Wenn es gut verdaut wird, macht es die Speisen nützlich und gutsaftig, besonders wenn das Schwein selbst mit Trockenfeigen (s. 44) gefüttert wurde. Es wird dann, so sagt man, ganz angenehm sein und gutsaftig. Deren Fleisch nützt, wenn es als Pflaster auf die Lunge aufgelegt wird, ebenso bei Geschwüren an den Füßen, die durch den Druck der Schuhe entstehen.

Schweineleber, mit Wein angewendet, ist nützlich gegen Wunden von Giftpfeilen. Ein verbrannter Schweineknöchel vertreibt Blähungen aus dem Darm und löst Kopfschmerzen auf. Schweinsfüße sind ein wertvolles Nahrungsmittel, sind gutsaftig, gut verdaulich und nützlich bei Rekonvaleszenten. Schweinegalle, nach dem Trocknen aufgelegt, heilt Hämorrhoiden. Schweinefett, mit Kreuzkümmel (s. 63) zerrieben und mit Wasser besprenkelt, nützt, wenn es aufgelegt wird, den an Fußgicht Leidenden. Man sagt, dass ein Schweineknochen, der denen umgehängt wird, die am Viertage-Fieber (Malaria) leiden, die Krankheit erleichtert.

Die Spanferkel, die auch Milchferkel genannt werden (vgl. auch 128), sind feucht und schlackig. Sie sind nicht gutsaftig, daher sollte man sie nicht verwenden, ebenso nicht alte Schweine. Das Fleisch des Wildschweins ist von sich aus gutsaftig. Es ist sogar dem von Hausschweinen überlegen, da es frei

μηδὲ γλίσχρον χυμὸν ἀπογεννᾶν. τὰ δὲ λεγόμενα τούτων σκουτάρια πάντη δύσπεπτα καὶ δυσκατέργαστα καὶ διὰ τοῦτο τούτων ἀπέχεσθαι χρή.

Περὶ χηνῶν

Ἡ τῶν χηνῶν σὰρξ περιττωματική ἐστι καὶ δύσπεπτος καὶ πάσης τῆς τῶν κατοικιδίων ὀρνέων παχυμερεστέρα καὶ θερμοτέρα καὶ ὑγροτέρα, ὡς καὶ ἐν τῇ αὐτῇ τάξει τεθῆναι παρὰ τῶν παλαιῶν τῇ τῶν στρουθοκαμήλων σαρκί. τά γε μὴν πτερὰ οὐ χείρω τῶν ἄλλων ἔχει. τὸ δὲ τούτων στέαρ τοῖς ἀλγοῦσιν ὠσὶν ἐπισταζόμενον παραμυθεῖται τὰς ὀδύνας, ὡσαύτως λυσιτελεῖ ἐπαλειφόμενον τοῖς διερηγμένοις χείλεσι. λέγεται δὲ ὡς οἱ τούτων ὄρχεις ἐσθιόμενοι κατὰ πολὺ συνεργοῦσι πρὸς παιδοποιίαν. ἡ δὲ γλῶσσα ἰδιότητί τινι πρὸς στραγγουρίας λυσιτελεῖ.

Περὶ χρυσολαχάνου

Τὰ χρυσολάχανα ψυχρά ἐστι κατὰ τὴν πρώτην ἀπόστασιν, ὑγρὰ δὲ κατὰ τὴν δευτέραν. ἔστι δὲ καὶ γαστρὸς προτρεπτικά, λυσιτελεῖ δὲ πρὸς τοὺς διὰ θερμότητα τοῦ ἥπατος ἰκτέρους καὶ ὠφελεῖ τοὺς θερμὰς ἔχοντας κράσεις καὶ τοὺς ξανθηχολικούς. σὺν δὲ μαλάχῃ ταῖς φλεγμοναῖς καταπλασσόμενα καταπαύει ταύτας.

Περὶ χιόνος

Ἡ χιὼν τοὺς μὲν τῇ ἡλικίᾳ προβεβηκότας εὐθὺς βλάπτει μεταλαμβανομένη, τοὺς δὲ νέους οὐκ εὐθύς, ἀλλὰ προήκοντος τοῦ χρόνου κατὰ τὸν τῆς παρακμῆς καιρὸν μεγίστην ἐμφαίνει τὴν βλάβην. ἥ τε γὰρ πέψις οὐ κατὰ λόγον αὐτοῖς γίνεται.

von Schlacken ist und keinen zähen Schleim hervorbringt. Die sogenannte Sautasche (Schweinegebärmutter) ist ganz schwer verdaulich und schwer umsetzbar. Daher muss man sich ihrer enthalten.

(153) Gänse

Das Fleisch von Gänsen ist schlackig und schwer verdaulich. Es ist das schwerste der Fleischsorten von Hausgeflügel, das wärmste und feuchteste, sodass es von den Alten auf eine Stufe mit Straußenfleisch gestellt wurde. Gänseflügel sind nicht schlechter als die von anderem Geflügel. Gänseschmalz lindert, eingeträufelt, bei denen, die unter Ohrenschmerzen leiden, den Schmerz, genauso wie es, aufgesalbt, Rissen der Lippen gut tut. Man sagt, dass der Verzehr von Gänsehoden die Zeugung von Kindern sehr fördert. Die Gänsezunge ist durch eine besondere Eigenschaft bei Harnzwang nützlich.

(154) Gartenmelde

Die Gartenmelden (*chrysolachana*, »goldene Gemüse«) sind kalt im ersten Grad und feucht im zweiten. Sie regen den Darm an, sind nützlich bei Gelbsucht aufgrund der Erhitzung der Leber, helfen bei erhitzten Körpersäfte-Mischungen und gegen durch gelbe Galle verursachte Koliken. Bei Entzündungen zusammen mit Malve als Pflaster aufgelegt, beenden sie diese.

(155) Schnee

Der Schnee schadet denen von fortgeschrittenem Alter sofort nach der Einnahme, den Jungen nicht sofort, sondern bringt erst nach einiger Zeit, wenn der Höhepunkt überschritten ist, größten Schaden. Die Verdauung wird dann nicht mehr regelmäßig.

καί τισι γίνονται ἀρθρίτιδες καὶ νεύρων ἀλγήματα καὶ σπλάγχνων, καὶ ψυχρὰ νοσήματα, καὶ μάλιστα ὅσοις ἡ κρᾶσις οὐκ ἄγαν ἐστὶ θερμή. ἅπτεται δὲ μᾶλλον ἡ τῆς χιόνος βλάβη τοῦ φύσει ἀσθενεστέρου μορίου. ἧττον δὲ τῆς χιόνος βλάπτει τὸ ἀπ' αὐτῆς ψυχθὲν ὕδωρ.

ἐπαποροῦσι δέ τινες πῶς δίψαν ποιεῖ ἡ χιών, ψυχρὰ οὖσα καὶ ἐπιλύεται, ὡς διὰ τὸ πυκνοῦν τῇ ψύξει τοὺς ἔνδον ἀδήλους πόρους κωλύονται οἱ ἀτμοὶ διαφορεῖσθαι καὶ κλειόμενοι θερμαίνονται καὶ δίψαν ποιοῦσι. πολλοὶ γοῦν διὰ τῆς συνεχοῦς χρήσεως χρονίοις περιπεπτώκασι πάθεσι καὶ καχεξίαις καὶ ἐπιληψίαις.

οὐ μόνον δὲ αὐτὴ βλαπτική, ἀλλὰ καὶ ὁ πάγος χείρων ἐστίν, ὅθεν καὶ γεωδέστερος.

Ἀρχὴ τοῦ ψ

Περὶ ψησίου

Τὸ ψησίον τῶν εὐχύμων ἐστὶ καὶ εὐπέπτων ἰχθύων, καὶ διὰ τοῦτο προτρέπουσι τὴν αὐτοῦ χρῆσιν ἐπί τε τῶν ἀνακομιζομένων καὶ τῶν μὴ ἁδρᾶς τροφῆς δεομένων.

Ἀρχὴ τοῦ ω

Περὶ ᾠῶν

Τὰ ᾠὰ διαφέρουσιν ἀλλήλων τρισὶ διαφοραῖς, μιᾷ μὲν τῇ κατὰ τὴν οἰκείαν οὐσίαν, ἀμείνω γὰρ τὰ τῶν ἀλεκτορίδων καὶ φασανιῶν καὶ περδίκων, φαυλότερα δὲ τὰ χήνεια, ἑτέρᾳ δὲ, καθ' ἣν τὰ μὲν πλείονός ἐστι καιροῦ, τὰ δὲ νεώτερα, ἃ

Bei manchen treten Gelenkschmerzen, Neuralgien und Eingeweideschmerzen und kalte Krankheiten auf, besonders bei denen, deren Körpersäfte-Mischung nicht sehr warm ist. Der vom Schnee verursachte Schaden ist in den von Natur aus schwächeren Körperteilen des Körpers stärker. Weniger als Schnee schadet gekühltes Wasser.

Manche fragen sich, wie Schnee Durst verursachen kann, wo er doch kalt ist und ihn löscht. Das liegt daran, dass wegen seiner Dicke die inneren verborgenen Kanäle verengt werden und verhindern, dass Ausdünstungen ausgeschieden werden, verschlossen heiß werden und Durst machen. Viele sind so durch fortwährenden Gebrauch von Schnee in chronische Krankheiten, schlechte Konstitution und Epilepsie geraten.

Er ist nicht allein schädlich; vielmehr ist Eis noch schlechter, daher auch erdartiger.

Beginn des Psi

(156) Steinbutt

Der Steinbutt gehört zu den gutsaftigen und gut verdaulichen Fischen. Deshalb empfiehlt man seinen Gebrauch für die Rekonvaleszenten und für diejenigen, die nicht zu schwere Nahrung benötigen.

Beginn des Omega

(157) Eier

Die Eier unterscheiden sich voneinander auf drei Weisen: erstens nach der eigentlichen Substanz des Eis – besser sind nämlich die Eier der Hühner, Fasanen und Perlhühner, schlechter die der Gänse –; zweitens nach ihrer größeren oder geringeren Frische, wobei die frischere die bessere ist; und drittens

δὴ καὶ κρείττονα, καὶ τρίτῃ, καθ' ἣν τὰ μὲν ῥοφητὰ τὰ δὲ μέχρι τοῦ μετρίως συστῆναι λέγεται τρομητὰ τὰ δὲ ἐπὶ πλεῖον ἑψηθέντα λέγεται ἑφθά, καὶ κοινῶς αὐτοκόλλητα.

τὰ μὲν οὖν ῥοφητὰ ῥᾷον ὑποχωρεῖ καὶ τὰς ἐν τῇ φάρυγγι λεαίνει τραχύτητας, ἧττον δὲ τρέφει. τὰ δὲ ἑφθὰ δύσπεπτα καὶ βραδύπορα καὶ τροφὴν παχεῖαν ἐμποιεῖ τῷ σώματι. τούτων δὲ ἔτι μᾶλλον τὰ ἐν θερμῇ σποδιᾷ ὀπτηθέντα. τὰ δὲ τηγανιστὰ χειρίστην ἔχει τὴν τροφὴν καὶ ἐν τῷ πέττεσθαι κνισσοῦται, καὶ χυμὸν ἀπογεννᾷ παχὺν καὶ περιττωματικόν τε καὶ μοχθηρόν. ἐπαινοῦνται δὲ τὰ πνικτά, ὥσπερ γε τὰ ὀνομαζόμενα ἐξεφθὰ τὰ ἐπὶ θερμοῦ ὕδατος σκευαζόμενα.

τὰ δὲ τῶν χηνῶν κακόχυμά ἐστι. λέγεται δὲ ὡς ἰδιότητί τινι εὐφυίαν περιποιεῖται τοῖς σὺν μέλιτι καὶ βουτύρῳ συνεχέστερον τούτοις χρωμένοις. σὺν ὄξει δὲ ἑψηθέντα ᾠὰ ξηραίνει τὰ κατὰ τὴν γαστέρα δηλαδὴ ῥεύματα.

Περὶ ὠοταρίχων

Τὰ ᾠοτάριχα δύσπεπτά ἐστι καὶ κακόχυμα καὶ βραδύπορα, καὶ διὰ τοῦτο δεῖ τῆς τούτων χρήσεως ἀπέχεσθαι παντάπασιν.

Περὶ ὠτίδων

Ἡ τῶν ὠτίδων σὰρξ μεταξύ ἐστι τῆς τῶν χηνῶν καὶ τῶν γεράνων, καὶ τὰ περὶ ταύτης ἐκ τοῦ περὶ ἐκείνων λόγου διαγνωσθήσεται.

Τέλος

nach ihrer Konsistenz, je nachdem, ob sie (roh) geschlürft werden können oder ob sie mäßig gekocht sind, weshalb man sie zitternd nennt, oder ob sie stärker gekocht sind, weshalb man sie hart oder gemeinhin geronnen nennt.

Schlürfbare Eier werden schnell verdaut; sie erweichen den Hals, sind aber weniger nahrhaft. Gekochte Eier sind weniger verdaulich, zirkulieren nur langsam im Darm und sind eine schwere Kost für den Körper. Von diesen sind diejenigen am ungünstigsten, die unter heißer Asche gekocht werden. Diejenigen, die in der Pfanne gebraten werden, sind ein sehr mangelhaftes Gericht, denn sie verursachen während der Verdauung den Austritt von Fett und bringen einen dicken, schlackigen und schlechten Saft hervor. Gelobt werden »erstickte« Eier, die als halbgekocht gelten und durch Einlegen in heißes Wasser zubereitet wurden.

Gänseeier sind schlechtsaftig. Man sagt jedoch, dass sie den Menschen, die sie mit Honig und Butter essen, eine gute Konstitution verleihen. Mit Essig gekocht, schaffen es die Eier wirksam, die Darmflüsse auszutrocknen.

(158) Kaviar

Der Kaviar (gesalzener Fischrogen) ist schwer verdaulich, schlechtsaftig und langsam im Körperdurchgang. Deshalb muss man sich seiner Verwendung gänzlich enthalten.

(159) Trappen

Das Fleisch der Trappen ist ein Mittelding zwischen dem der Gänse (s. 153) und dem der Kraniche (s. 23); was dazu zu sagen ist, wird bei jenen Vögeln zu finden sein.

Ende

Anhang

Abweichungen von der Edition von Langkavel

Unser Lesetext beruht auf der Edition von Langkavel 1868, berücksichtigt aber die Korrekturen in Helmreich 1913 und weitere Corrigenda und weicht daher an folgenden Stellen von Langkavel ab (Langkavel > unser Lesetext):

passim bestimmter Artikel am Beginn jedes Eintrags
κράσιν > κρᾶσιν

Pr σωτήρησιν > συντήρησιν
ἐπιτελούσης > συντελούσης

3 ἐνθρύπτει > θρύπτει
ἀποτρεπτικά > ἀποφρακτικά

4 πρὸ τροφῆς > πρὸ τῆς τροφῆς
συνεχέστερα δὲ > συνεχέστερον δὲ καὶ

5 ἐμβραχθέντα > ἐμβραχέντα
διουρητικώτερα > διουρητικώτερον

6 ἀποτρόπαια > ἀποτρέπτικα

10 πρώτην > τρέτην

11 μετακομίζονται > κατακομίζονται
εἴπῃ > εἴποι
βλάπτειν > βάπτειν

14 ἐπὶ ποτὸν > ἐπὶ πότῳ

16 ὀδοντοφυόντων > ὀδοντοφυούντων >
παύει > καταπαύει
μεταποιεῖται > μεταβάλλεται

18 ἔχαζον μετὰ > ἐσχάζοντο διὰ
πολυτιμιώτερον > πολυτιμητότερον
εἰς τμήγματα > πρὸς σμῆγμα
πλὴν ὅτε συνδραμοῦσιν ἄμφω, τότε τὸν σίδηρον ἅπτεσθαι, καὶ τὸ ὑφιζάνειν ἐν τῷ ὕδατι ῥᾳδίως ἁρπάζεσθαι ἐξ αὐτοῦ, ἀνόθευτον τοῦτο λεγόμενον. εἰδέναι οὖν χρή, ὡς ἀκμὴν νεκρὸν ὂν ἐπιπολάζει τῷ ὕδατι καὶ τηνικαῦτα δοκιμάζεται δι᾽ ὀθόνης βρεχομένης ἐν τούτῳ καὶ ἀπαρτημένης· κατέρχεται μὴ χρωάζον > πλὴν ὅτε συνδραμῶσιν ἄμφω, τό τε τὸν σίδηρον δι᾽ αὐτοῦ ἀναπτεσθαι ἁρπαζόμενον ἀπὸ τοῦ ὕδατος καὶ τὸ ὑφιζάνειν ἐν τῷ ὕδατι, ἀνόθευτόν ἐστιν. πρὸς τούτοις δεῖ εἰδέναι, ὡς νεαρὸν ὂν ἐπιπολάζει τῷ ὕδατι καὶ τηνικαῦτα δοκιμάζεται δι᾽ ὀθόνης αὐτῷ ἐμβρεχομένης καὶ ἀπαρτωμένης· κατέρχεται γὰρ μὴ χροιάζον
χρωάζον > χροιάζον
καταλιμπάνον > ἐν ταύτῃ καταλιμπάνον
αὐτῷ θρύπτειν > αὐτὸ θρύπτειν
τοῖς ἀσυλλήπτοις > ταῖς ἀσυλλήπτοις

23 μελαγχῶδες > μελαγχολῶδες
σπληνιτικαῖς > σπληνικαῖς

31 πρὸς τῆς τούτων πέψεως > πρὸ τῆς τούτων πέψεως
ἐν τοῖς οἰκίαις > τὰς οἰκίας

32 οὔτε κυρίως > οὐδὲ κυρίως

33 φυρόμενον > φυρούμενον

34 πέπειραι > πέπειροι (bis)
πρὸ τῶν τροφῶν > πρὸ τῆς τροφῆς

35 πεπλυμμένον > πεπλυμένον

40 κατὰ τὴν δευτέραν > κατὰ τὴν δευτέραν· τὸ δὲ κηπευτὸν θερμὸν κατὰ τὴν δευτέραν καὶ μᾶλλον τοῦ ἀγρέου
μαλαγχῶδες > μελαγχολῶδες
τῶν πνευμάτων > πνευμάτων

43 γλίσχρην > γλίσχραν
πάντων ἰχθύων > πάντων τῶν ἰχθύων
ἐν ἀνηνέμοις τόποις > ἐν νηνέμοις τόποις

44 καὶ λοιποῖς > καὶ τοῖς λοιποῖς

46 οὐκ ἄν ποτε χείη > οὐκ ἄν ποτε σχοίη

47 πρὸ τροφῆς > πρὸ τῆς τροφῆς
γλυκύτερα > καὶ τὰ μὲν γλυκύτερα
στύφει > στύφουσι
καὶ τὰ μὲν ὀξώδη > ὄξα

49 πρὸ τροφῆς > πρὸ τῆς τροφῆς
ὀδαξισμοὺς > ὀδαξησμοὺς

52 τὸ καθαρτικόν > τι καθαρτικόν

55 ἐκτρωπικόν > ἐκτρωτικόν

57 ἀναίρει > ἀναιρεῖ

58 διεργετικά > διγερτικά

61 τονεῖ > τονοῖ

62 τονεῖ > τονοῖ

65 πάθη > πρὸς πάθη
ὠχροεάσιν > ὠχρέασιν
ἐπαρτώμενος > γυναιξὶν ἐπαρτώμενος

66 ἄνδρας > ἀνδρῶν

69 εἰς τὰς πέτρας > τὰς πέτρας
τεινασμώδεις > τεινεσμώδεις

73 ἐργάζεσθαι > ἐργάζεται
ὀπτημένος > ὀπτώμενος

75 οἰκείας > οἰκίας

78 πάνυ ψυχρός > πάνυ τι ψυχρός

79 μετὰ τῷ τριβῆναι > μετὰ τὸ τριβῆναι
αἱμοπτοϊκοὺς > αἱμοπτυϊκοὺς
δηλητήριός ἐστι > δηλητήριόν ἐστι

80 ἐπιτιθεμένον > ἐπιτιθεμένην

81συνζυμούμενον > συζυμούμενον

83 Χοράση > Χορασάν
κεφαλὴν ψυχράν > κεφαλὴν τὴν ψυχράν
χερνίβη > χέρνιβι

85 χυμός > χυλός

86 τι δριμύ > τι καὶ δριμύ
ἐαρινόν > ἐαρινόν, εἶτα τὸ θερινόν
τὰ σὺν τούτῳ > τὰ τούτῳ

88 αἱμοπτοϊκοὺς > αἱμοπτυϊκοὺς
κηκιδίῳν > κηκιδί

91 τὸ ἧπαρ αὐτῶν > τὸ ἧπαρ αὐτό
ἐκτρωματικαί > περιττωματικαί

92 τὰς ἐξ ὧν > κατὰ τὰς τῶν ἄλλων ἐξ ὧν

93 ἐν Θρᾴκῃ γινόμενος > γινομένη
λαμβανόμενος > μεταλαμβανομένη

94 πρὸς φλεγμονάς > πρὸς τὰς φλεγμονάς

ἥδιστον > ἡδὺ ὂν

96 τελέως > τέλεον

97 ῥώννυσί > ῥωννύουσι
τὰ λοιπὰ > τὰ μὲν λοιπὰ

98 καὶ ὡς ἀλλοτρίαν > ὡς ἀλλοτρίαν
ποιεῖται > περιποιεῖται

99 στενωτάτων > στενοτάτων
λεπτομερίᾳ > λεπτομερείᾳ
ἴδιον ὑπάρχει > ἴδιον ἐξαιρετὸν ὑπάρχει
μένος δ' ἀλκῆς > μένεος τ' ἀλκῆς

100 ἰσχαίνει > ἰσχναίνει

104 πνεύμονι καὶ γαστρὶ > τῷ πνεύμονι καὶ τῇ γαστρὶ
ἐπιτιθέμενον μετὰ > ὑποτιθέμενον κατὰ
τὴν σύλληψιν > τῇ συλλήψει
ποιεῖ > ποιεῖ τότε

105 τὴν … προθυμίαν > τὰς … προθυμίας
πονερῶς > πονηρῶς
μίγνυσι > μίγνουσι
ἀσάρκους > ἀνὰ σάρκα
πίνοντας > πίοντας
ἐκ τοῦ χολοῦ > ἐκ τοῦ χυλοῦ
πίει > πίῃ

107 σείσας μίγματι > σήσας σμήγματι
πρὸ τούτοις > πρὸ τούτου
τὸν χαῦνον > τὸ χαῦνον
εὐαλλοίωτον > εὐαλλοίωτα
παρακείμενον > παρακείμενα
τοιούτου πεινῶντας > τοιούτους πεινῶντας
τούτοις μετασχεῖν > τούτου μετασχεῖν

111 στομάχῳ > τῷ στομάχῳ
κατὰ τὸν Γαληνόν > κατὰ Γαληνόν
οὔτε βλάβην οὔτ' ὠφέλειαν > οὔτε ὠφέλειαν οὔτε βλάβην
νομίζονται > λογίζονται

115 ἐπὶ τοῖς καρδιαλγοῦσιν > ἐπὶ τῆς καρδιαλγούσης
ὀξυδερκίαν ποιεῖ > ὀξυδορκίαν ἐμποιεῖ

117 θαυμάζει > θαυμάζει δὲ
Ὀριβάσιος > Ὀρειβάσιος
ἐπισκοπείη > ἐπισκοποίη
ἀνυπαγωγός > εὐυπαγωγός
ἀπνευματικὸς > ἀπνευματιστὸς
εἰ δὲ ἡ γαστὴρ > οἷς δὲ ἡ γαστὴρ
δυσκοιλίους > δυσκοιλίοις
προσφέρεσθαι > προσφερέτωσαν
τοὺς τὰς ἐμφράξεις > τοὺς ἐμφράξεις
ὀξυδερκίαν πολλὴν περιποιήσαντο > ὀξυδορκίαν πολλοῖς περιεποιήσατο

118 δριμέας > δριμείας

119 καὶ ψαμμώδη > καθ' ὃ καὶ ψαμμώδη
ἀμέτρως > ἀμέτρως, ἀλλὰ συμμέτρως

121 τό τε μὴν > τό γε μὴν

122 ἰητροὶ > ἰατροὶ

124 ὁ ἐν αὐτῷ χυλὸς > ἐν αὐτῷ χυλὸς
ὃς καὶ … δάκνει > ὡς καὶ … δάκνειν
ἡ τῶν ἄλλων λαχάνων > τῶν ἄλλων λαχάνων
ἐσθιόμενον > ἐσθίεται

127 καταληφθῇ > καταλειφθῇ

129 αὐτῶν ἐνεπίμπλων > αὐτῶν σκορόδων ἐνεπίμπλων
ὀδυνομένοις > ὀδυνωμένοις

131 χροιάν > χροιάν, ὃ καὶ ἀπὸ τῆς Ἰνδικῆς μετακοίζεται χώρας
ὀνομαζόμενον > ὀνομαζόμενον πῖσον
ἱδρῶντι > ἱδροῦντι
χρώμενοι τοῦτο > χρώμενοι τούτῳ

132 ὑγρὸν > ξηρὸν
ὀσφραινόμενον > ὀσφραινόμενον τὰς κατὰ τοὺς ὀφθαλμοὺς

ὑποχύσεις, βλάπτει δὲ μεταλαμβανόμενον

135 οἱ λίθοι γενόμενοι > οἱ λίθοι γεννώμενοι
θερμοτέρων > θερμότητι
ἠριωμένος > ἠραιωμένος

136 λειοτριβέντα > λειοτριβηθέντα

137 τρίγλη > τρίγλα
ἔχει > ἔχῃ
ἐχούσας > ἐχουσῶν
κατὰ τὸν αὐτὸν καιρόν > κατὰ τὸν αὐτοῦ καιρόν
τὴν πρώτην ὀδμὴν > τὴν πρώτην εὐθέως ὀδμὴν τε
ἐοικεῖα > ἐοικυῖα
λέγεται δὲ ὡς καὶ > λέγεται δὲ καὶ ὡς
ἵνα μὴ … περιπέσῃ > διὰ τὸ μὴ … περιπεσεῖν
προνοίας > δίκης μὴ

139 ἐπιγεννῶσι > ἀπογεννῶσι
διὰ θερμότητος > διὰ θερμότητα

141 φρεατιαῖον > φρεάτιον
τοῦ ἡλίου > τὸν ἥλιον
καυσομένοις > καυσουμένοις
ὀνησιμώτατόν ἐστιν > ὀνήσιμόν ἐστιν

142 ὅτι ἀπὸ τούτου > ὅτι διὰ τούτου
ἐπιπίνειν > ἐπιπίνειν αὐτῷ

144 οἱ δὴ > οἳ δὴ
ἐσκιρρωμένος > ἐσκιρρωμένον

145 ἐμποιοῦνται > ἐμποιοῦντα

146 κατὰ τὴν γαστέρα > κατὰ γαστέρα
ἐντίθησι > ἐντιθέασι
οὐ μὴν δὲ > οὐ μὴν
ἡ ἄπτιστος > ἄπτιστος
ἔχουσι > ἴσχουσιν
ὡς ἐπὶ τοῖς ὠσὶ > ὡς τοῖς ὠσὶ

148 ὑπάρχει > ὑπάρχει ταῖς

150 Ἡ φιλομήλη > Ἡ φιλομήλα
εἰ δὲ ἀληθῶς > εἰ δὲ ἀληθές
διὰ τοῦτο > διὰ τὸ δύσπιστον

151 ἐπεγείρει > διεγείρει
βλαπτικόν > βλαπτικός
Περὶ τοῦ χοιρείου κρέατος
ἀπελύσαντο > ἐπελύσαντο
ἀπογεννῶσιν εὐθύς > ἀπογεννᾷ

153 τεθεῖναι > τεθῆναι
διῃρημένοις > διερηγμένοις

154 διὰ θερμότητος > διὰ θερμότητα

155 βλάβη τὸ … θερμὸν > βλάπτει τὸ … ψυχθὲν

ἐπιλύεται > ἐπιλύονται
πεπτώκασι > περιπεπτώκασι

157 Τὰ ᾠὰ διαφέρει ἀλλήλων. τρεῖς γὰρ ἔχει τὰς διαφοράς, μίαν μὲν τὴν κατὰ τὴν οἰκείαν οὐσίαν, ἑτέραν δὲ καθ' ἣν τὰ μὲν πλείονός ἐστι καιροῦ τὰ δὲ νεώτερα, ἃ δὴ καὶ κρείττονα (ἀρίστη γὰρ ἡ τούτων ἐργασία ἐστί) –. καὶ τρίτην, καθ' ἣν > Τὰ ᾠὰ διαφέρουσιν ἀλλήλων τρισὶ διαφοραῖς, μιᾷ μὲν τῇ κατὰ τὴν οἰκείαν οὐσίαν, ἀμείνω γὰρ τὰ τῶν ἀλεκτορίδων καὶ φασανιῶν καὶ περδίκων, φαυλότερα δὲ τὰ χήνεια, ἑτέρᾳ δὲ, καθ' ἣν τὰ μὲν πλείονός ἐστι καιροῦ, τὰ δὲ νεώτερα, ἃ δὴ καὶ κρείττονα, καὶ τρίτῃ, καθ' ἣν
τραχεῖαν > παχεῖαν
κάκια τὰ ἐν > τὰ ἐν
ὑπεροπτηθέντα > ὀπτηθέντα
περιποιεῖ τοῖς μετὰ νάματος θυγατέρων ταύρων καὶ βουτύρου συνεχῶς ἐδωδοῦσι > περιποιεῖται τοῖς σὺν μέλιτι καὶ βουτύρῳ συνεχέστερον τούτοις χρωμένοις

159 ἐκ τῶν … λόγων > ἐκ τοῦ … λόγου

Weiterführende Literatur

Datenbank zur Textüberlieferung

Pinakes – Datenbank des *Institut de recherche et d'histoire des textes* (Paris) auf https://pinakes.irht.cnrs.fr

Angeführte antike Autoren

Galen – Kühn, K. G.: Claudii Galeni opera omnia. 20 Bde., Leipzig 1821–1833, hier Bd. 11, 379–892 und Bd. 12, 1–377 (Neuausgabe in Vorb.)

Hippokrates – Brodersen, K.: Hippokrates, Sämtliche Werke in der Übersetzung von R. Kapferer u. a., 3 Bde., Darmstadt 2022

Homer – Ebener, D.: Homer, Werke in 2 Bänden, 2. Aufl. Weimar und Berlin 1976 (danach die beiden Homerzitate)

Zu Leben und Werk des Symeon Seth

Beck, H.-G.: Geschichte der byzantinischen Volksliteratur, Handbuch der Altertumswissenschaft 12.2.3, München 1971 (41–45)

Brodersen, K.: Symeon Seth, Weltall, Erde, Mensch (Naturkunde), griechisch und deutsch, Opuscula 3, Speyer 2022 (erste zweisprachige Ausgabe)

Brunet, M.-E.-P.-L.: Simeon Seth, médecin de l'empereur Michel Doucas. Sa vie, son oeuvre, Diss. (med.) Bordeaux 1939

Delatte, A.: Anecdota Atheniensia et alia, Bd. 2, Lüttich und Paris 1939 (17–89 Edition der Schrift *Naturkundliche Zusammenschau;* 91–126 Edition der Schrift *Über den Nutzen der Himmelskörper*)

Gautier, P.: Le Typikon du Christ Sauveur Pantokrator, in: Revue des Études Byzantines 32, 1974, 1–145 (114–115 zum »Haus des Seth«)

Hohlweg, A.: Seth, in: Buchwald, W. / Hohlweg, A. / Prinz, O.: Tusculum-Lexikon griechischer und lateinischer Autoren des Altertums und des Mittelalters, 3. Aufl. München 1982, 723–724

Hunger, H.: Die hochsprachliche profane Literatur der Byzantiner, Bd. 2, Handbuch der Altertumswissenschaft 12.5.2, München 1978 (308–309)

Ideler, J. L.: Physici et Medici Graeci minores, Bd. 2, Berlin 1842 (283–285 Edition der Kapitel *Über Geruch, Geschmack und Tastsinn*)

Jacobs, J.: Jewish Diffusion of Folk-Tales, in: Jacobs, J.: Jewish Ideals, and Other Essays, London und New York 1896, 135–161

Magdalino, P.: The Byzantine Reception of Classical Astrology, in: Holmes, C. / Waring, J. (Hgg.): Literacy, Education and Manuscript Transmission in Byzantium and Beyond, The Medieval Mediterranean 42, Leiden 2002, 33–57

Magdalino, P.: The Porphyrogenita and the Astrologers, in: Dendrinos, Ch. u. a. (Hgg.): Porphyrogenita. Essays on the History and Literature of Byzantium and the Latin East in Honour of Julian Chrysostomides, Aldershot und Burlington 2003, 15–31

Reinsch, D. R.: Anna Komnene, Alexias, 2. Aufl. Berlin und New York 2001

Volk, R.: Symeon 13, in: Lexikon des Mittelalters, Bd. 8, München 1997, 365–366

Zum *Fabelbuch*

Anton, M.: Stephanites und Ichnelates, in: Ranke, K. / Brednich, R. W. u. a. (Hgg.): Enzyklopädie des Märchens, Bd. 12, Berlin 2007, 1240–1243

Brodersen, K.: Symeon Seth, Fabelbuch, griechisch und deutsch, Opuscula 2, Speyer 2021 (erste zweisprachige Ausgabe)

Cheikho, L.: La version arabe de Kalilah et Dimnah, d'après le plus ancien manuscrit arabe daté, Beirut 1905 (2. Aufl. 1923)

Condylis-Bassoukos, H.: Stephanites kai Ichnelates, traduction grecque (XIe siècle) du livre Kalīla wa-Dimna d'Ibn al-Muqaffa' (VIIIe siècle), Fonds Rene Draguet 11, Löwen 1997

Grotzfeld, H. / Grotzfeld, S. / Marzolph, U.: Kalila und Dimna, in: Ranke, K. / Brednich, R. W. u. a. (Hgg.): Enzyklopädie des Märchens, Bd. 7, Berlin 1993, 888–895

Husselman, E.: A Fragment of Kalilah and Dimnah from Ms. 397 in the Pierpont Morgan Library, Studies and Documents 10, London 1939

Krönung, B.: The Wisdom of the Beasts. The Arabic Book of Kalīla and Dimna and the Byzantine Book of Stephanites and Ichnelates, in: Cupane, C. / Krönung, B. (Hgg.): Fictional Storytelling in the Medieval Eastern Mediterranean and Beyond, Brill's Companions to the Byzantine World 1, Leiden 2016, 427–460

Niehoff-Panagiotidis, J.: Übersetzung und Rezeption. Die byzantinisch-neugriechischen und altspanischen Versionen von Kalila wa Dimna, Serta Graeca 18, Wiesbaden 2003

Puntoni, V.: Στεφανίτης καὶ Ἰχνελάτης, Quattro recensioni della versione greca del kitāb Kalīla wa-Dimna, Pubblicazioni della Società Asiatica Italiana 2, Florenz 1889

Sjoberg, L.-O.: Stephanites und Ichnelates, Studia Graeca Upsaliensia 2, Stockholm u. a. 1962

Sternai Saraceno, E.: Kalila et Dimna à Constantinople et dans l'Italie de la Renaissance, in: Uhlig, M. / Foehr-Janssens, Y. (Hgg.): D'Orient en Occident. Les recueils de fables enchâssées avant les Mille et une Nuits de Galland, Cultural encounters in Late Antiquity and the Middle Ages 16, Turnhout 2014, 393–407

Zum *Antirrhetikos* (der Kritik des Symeon Seth an Galenos) und zum *A und O vom Essen und Trinken*

Bloch, I.: Byzantinische Medizin, in: Puschmann, Th. / Neuburger, M. / Pagel, J. L. (Hgg.): Handbuch der Geschichte der Medizin, Bd. 1, Jena 1902, 492–567

Bouras-Vallianatos, P.: Galen in Byzantine Medical Literature, in: Bouras-Vallianatos, P. / Zipser, B. (Hgg.): Brill's Companion to the Reception of Galen, Brill's Companions to Classical Reception 17, Leiden 2019, 86–110

Bouras-Vallianatos, P. / Xenophontos, S.: Galen's Reception in Byzantium. Symeon Seth and his Refutation of Galenic Theories on Human Physiology, in: Greek, Roman, and Byzantine Studies 55, 2015, 459–463 (Edition des *Antirrhetikos*, in Konkurrenz zu Cronier 2015)

Cronier, M. u. a.: Galien en proces à Byzance. L'Antirrhétique de Symeon Seth, in: Galenos 9, 2015, 71–121 (Edition des *Antirrhetikos*, in Konkurrenz zu Bouras-Vallianatos/Xenophontos 2015)

Deakle, D.: Simeon Seth on Cannabis (Cognoscenti of Cannabis II), in: Journal of Cannabis Therapeutics 1.2, 2001, 15–20

Harig, G.: Von den arabischen Quellen des Simeon Seth, in: Medizinhistorisches Journal 2, 1967, 248–268

Helmreich, G.: Handschriftliche Studien zu Symeon Seth, Programm Gymnasium Ansbach 1912/13, Ansbach 1913

Langkavel, B.: Simeonis Sethi Syntagma de alimentorum facultatibus, Leipzig 1868

Lauritzen, F.: Between the Past and the East. Symeon Seth's Nutritional Advice for Michael VII Doukas, in: Pitarakis, Brigitte (Hg.): Life Is Short, Art Long. The Art of Healing in Byzantium (Hayat Kisa, Sanat Uzun. Bizans'ta Şifa Sanati), Pera Museum Publications (Pera Müzesi Yayınları) 73, Istanbul 2015, 124–133

Moore, P.: Iter Psellianum, Subsidia Mediaevalia 26, Toronto 2005

Trapp, E. u. a.: Lexikon zur byzantinischen Gräzität besonders des 9.–12. Jahrhunderts, 2 Bde. in 8 Faszikeln, Wien 1994–2017 (maßgeblich für die Identifizierung der Lebens- und Genussmittel)

Schmid, M.: Eine Galenkontroverse des Simeon Seth, in: XVIIe Congrès International d'Histoire de la Médecine, Bd. 1, Athen 1960, 491–495

Varella, E. A.: Orientalische Elemente in der byzantinische Heilkunde, in: Medicina nei Secoli n. s. 7, 1995, 29–40

Volk, R.: Einige Beiträge zur mittelgriechischen Nahrungsmittelterminologie, in: Hörander, W. / Trapp, E. (Hgg.): Lexikographica Byzantina. Beiträge zum Symposion zur byzantinischen Lexikographie, Byzantina Vindobonensia 20, Wien 1989, 293–311

Register der Lebens- und Genussmittel

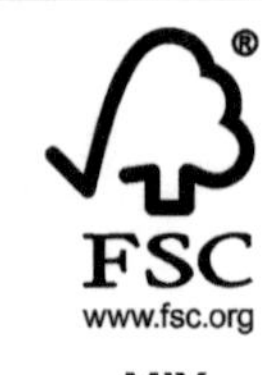

Bibliografische Information der Deutschen Nationalbibliothek
Die Deutsche Nationalbibliothek verzeichnet diese Publikation in der Deutschen Nationalbibliografie; detaillierte bibliografische Daten sind im Internet über http://dnb.d-nb.de abrufbar.

Lektorat: Aline Wollmer, Wiesbaden
Covergestaltung: Anja Carrà, Weimar
Bildnachweis: Szene aus dem Kitāb al-Hayawān von Amr bin Bahr al-Jahiz (8./9. Jh.),
© akg-images / Mondadori Portfolio / Veneranda Biblioteca Ambrosiana
Satz und Bearbeitung: Kai Brodersen, Erfurt
Der Titel wurde in der Hypatia Sans Pro gesetzt.
Gesamtherstellung: CPI books GmbH, Leck – Germany

ISBN: 978-3-7374-1194-3

Mehr über Ideen, Autoren und Programm des Verlags finden Sie auf www.verlagshaus-roemerweg.de und in Ihrer Buchhandlung.